Operante Verfahren

Standards der Psychotherapie
Band 14

Operante Verfahren

Prof. Dr. Martin Hautzinger, Prof. Dr. Mike Rinck

Die Reihe wird herausgegeben von:

Prof. Dr. Martin Hautzinger, Prof. Dr. Tania Lincoln, Prof. Dr. Jürgen Margraf, Prof. Dr. Winfried Rief, Prof. Dr. Brunna Tuschen-Caffier

Die Reihe wurde begründet von:

Martin Hautzinger, Kurt Hahlweg, Jürgen Margraf, Winfried Rief

Martin Hautzinger
Mike Rinck

Operante Verfahren

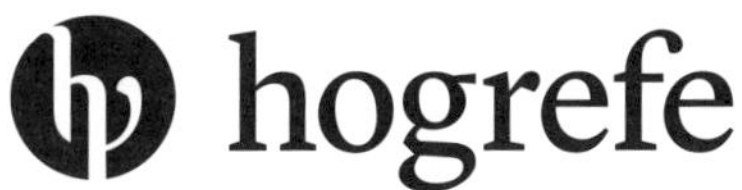

Prof. Dr. Martin Hautzinger, geb. 1950. 1971–1976 Studium der Psychologie in Bochum und Berlin. 1976–1984 Wissenschaftlicher Mitarbeiter/Assistent am Institut für Psychologie der Freien Universität Berlin. 1980 Promotion. 1981–1983 Gastwissenschaftler an der University of Oregon, Eugene. 1984–1990 Wissenschaftlicher Assistent und Hochschuldozent an der Fachgruppe Psychologie der Universität Konstanz. 1987 Habilitation. 1990–1996 Professor für Klinische Psychologie an der Johann-Gutenberg-Universität Mainz. 1996–2019 Professor für Klinische Psychologie und Psychotherapie an der Eberhard-Karls-Universität Tübingen. Seit 2019 Seniorprofessor an der Universität in Tübingen.

Prof. Dr. Mike Rinck, geb. 1960. 1981–1986 Studium der Psychologie in Marburg. 1987–1991 Wissenschaftlicher Mitarbeiter an den Universitäten Marburg und Gießen. 1990 Promotion. 1991–1992 Visiting Scholar at Stanford University. 1992–1993 Vertretungsprofessur an der Universität Gießen. 1993–2004 Assistent und Oberassistent an der TU Dresden. 1998 Habilitation. 2004–2005 Assistant Professor an der Universität Maastricht. 2005–2008 Assistant Professor an der Radboud Universität Nijmegen. Seit 2008 Associate Professor an der Radboud Universität Nijmegen. Seit 2012 apl. Professor an der Ruhr-Universität Bochum.

Bibliografische Information der Deutschen Nationalbibliothek
Die Deutsche Nationalbibliothek verzeichnet diese Publikation in der Deutschen Nationalbibliografie; detaillierte bibliografische Daten sind im Internet über http://dnb.dnb.de abrufbar.

Hogrefe Verlag GmbH & Co. KG
Merkelstraße 3
37085 Göttingen
Deutschland
Tel. +49 551 999 50 0
Fax +49 551 999 50 111
info@hogrefe.de
www.hogrefe.de

Satz: Sabine Rosenfeldt, Hogrefe Verlag GmbH & Co. KG, Göttingen
Druck: mediaprint solutions GmbH, Paderborn
Printed in Germany
Auf säurefreiem Papier gedruckt

1. Auflage 2024

(E-Book-ISBN [PDF] 978-3-8409-3134-5; E-Book-ISBN [EPUB] 978-3-8444-3134-6)
ISBN 978-3-8017-3134-2
https://doi.org/10.1026/03134-000

Inhaltsverzeichnis

Einführung

„Traditional psychotherapy seems to produce changes localized within the region of the lips, without affecting the hands or feet.“
Schwitzgebel und Kolb (1974, S. 8)

Grundlagen der Verhaltenstherapie

Operante Verfahren basieren auf den Prinzipien und Techniken des operanten bzw. instrumentellen Lernens. Sie bilden seit Mitte des 20. Jahrhunderts die Grundlage der Verhaltenstherapie. Lindsley und Skinner gründeten und leiteten ab 1953 das „Behavior Research Laboratory“ an der Harvard Medical School, in dem u. a. experimentelle Forschung zur operanten Konditionierung beim Menschen durchgeführt wurde. Lindsley (2001) prägte auch den Begriff „Behavior Therapy“ mit. Operante Lerntheorien und die auf ihnen basierenden Verfahren enthalten nicht nur Techniken zur Veränderung von dysfunktionalem Verhalten, sondern auch Erklärungsmodelle für das Entstehen und die Aufrechterhaltung des Verhaltens.

Die Diskussion um die angemessene Behandlung psychischer Störungen umfasste bezogen auf die operanten Verfahren sowohl positive Erwartungen als auch negative, kritische Zuschreibungen. Positive Erwartungen bezogen sich darauf, dass sich Psychotherapie endlich auf eine experimentelle Methodik stützen konnte und damit sowohl in ihrem Vorgehen als auch in ihren Effekten nach wissenschaftlichen Kriterien überprüfbarer wurde. Kritik bezog sich darauf, dass damit eine mechanistische Reduktion menschlichen Erlebens verbunden wurde, eine Vernachlässigung des Individuums, eine Orientierung am Tiermodell, die der menschlichen Psyche nicht gerecht werden konnten. In Bezug auf die Verhaltenstherapie werden „Dressur“ und „Rattenpsychologie“ als abwertende Begriffe verwendet. Trotz vielfach belegter Wirksamkeit entzündete sich an diesen operanten Verfahren die völlig unangemessene Kritik der Verhaltenstherapie als mechanistische, die eigentlichen Ursachen von Störungen missachtende, kalte Technologie.

Auch viele Verhaltenstherapeut:innen schienen „befreit“, als ab den 1970er Jahren die „kognitive Wende“ (Mahoney, 1974; Hautzinger & Pössel, 2017) eingeläutet wurde, man sich also weg von der Konditionierung bzw. dem operanten Lernen hin zu den vertrauteren und scheinbar anspruchsvolleren Denkvorgängen wenden konnte. Die verstärkte Orientierung auf kognitive Prozesse besagt aber nichts über die Wirksamkeit operanter Verfahren. Die Beschäftigung mit kognitiven Prozessen ist vielmehr als Ergänzung anzusehen, da Menschen natürlich sowohl denken als auch handeln.

Erfolgreich, doch ignoriert

Wie im Folgenden dargestellt, ist die Wirksamkeit operanter Verfahren in allen Altersgruppen gut belegt. Dies gilt sowohl für Verhaltensauffälligkeiten, wie z.B. Störungen des Sozialverhaltens, für neurologische Störungen, wie z.B. Intelligenzminderung und Demenz, als auch für psychische Störungen, wie z.B. Aufmerksamkeitsstörungen und Hyperaktivität (Stieglitz et al., 2012), Essstörungen (Munsch & Hilbert, 2015; Tuschen-Caffier & Hilbert, 2016; Svaldi & Tuschen-Caffier, 2018), Angststörungen (Schneider & Margraf, 2017) und Depression (Hautzinger, 2023), ganz zu schweigen von den Erfolgen bei den unterschiedlichsten psychischen Störungen des Kindes- und Jugendalters.

Dennoch spielen die operanten Verfahren für die Psychotherapie eine eher randständige Rolle. Man bekommt den Eindruck, als würden sich die Kliniker:innen für den Einsatz und die Wirksamkeit von operanten Verfahren „schämen" und diese daher ignorieren. Auch die Forschungsbemühungen scheinen heute weniger aktiv, differenziert und kreativ zu sein als etwa bei der Erforschung von Prozessen der Informationsverarbeitung, der kognitiven Verfahren und der Emotionsregulation.

Tübingen und Nijmegen, August 2023

Martin Hautzinger
und *Mike Rinck*

1 Theoretische Grundlagen

Die Erforschung des *instrumentellen oder operanten Lernens* geht auf tierexperimentelle Arbeiten von Edward Thorndike (1874–1949) und Burrhus Frederick Skinner (1904–1990) zurück. Thorndike begründete die sogenannte „Vergleichende Psychologie", indem er das Verhalten von Tieren untersuchte. In seinen bekanntesten Experimenten untersuchte er Katzen, die hungrig in einem Käfig eingesperrt waren, während sich außerhalb des Käfigs Futter befand. Die Katzen versuchten natürlich, irgendwie die Käfigtür zu öffnen, um an das Futter zu kommen. Dabei kamen sie auch zufällig an einen Hebel, der die Käfigtür öffnete, und sie konnten das Futter erreichen. Wurden sie dann wieder in den Käfig gesperrt, berührten sie den Hebel immer häufiger und kamen immer schneller an das Futter. Das Verhalten mit positiven Konsequenzen (Hebelberühren) wurde immer häufiger gezeigt, während anderes Verhalten (z.B. an der Tür kratzen) immer seltener wurde. Thorndike leitete daraus das sogenannte Gesetz des Effekts („law of effect") ab:

Law of effect

Gesetz des Effekts

Ein Verhalten, dessen Konsequenzen für den Organismus befriedigend sind, wird wiederholt, während die Häufigkeit eines Verhaltens bei unangenehmen oder schädlichen Folgen abnimmt.

Es handelt sich hier um „instrumentelles" oder auch „operantes" Lernen, d.h. das Individuum lernt, welche Wirkung sein Verhalten hat. Man könnte das operante oder instrumentelle Lernen also auch als Lernen von Konsequenzen bezeichnen. Hat das Verhalten eine erwünschte Wirkung, kann das Individuum lernen, das Verhalten in Zukunft zielgerichtet („operant") einzusetzen, d.h. als „Instrument" zur Erreichung seiner Ziele. Führt das Verhalten nicht zu den erwünschten Konsequenzen, oder hat es gar negative Konsequenzen, so wird es in Zukunft seltener gezeigt. Dies geschieht aber keineswegs nur bei zielgerichtetem Verhalten, dass bewusst eingesetzt wird, um etwas zu erreichen. Vielmehr unterliegt auch zufällig gezeigtes Verhalten dem Gesetz des Effekts, und seine Auftretenswahrscheinlichkeit wird sich mit dem Effekt verändern.

Auf Skinner (1963) geht die Spezifizierung zurück, nach der operantes Konditionieren durch Verstärkung des Verhaltens erfolgt und die Formung des Verhaltens („shaping") durch allmähliche Annäherung geschieht. Lernen verändert demnach die Wahrscheinlichkeit, mit der (operantes) Verhalten auftritt. Die operante Lerntheorie ist eine hedonistische Theorie, nach der ein Organismus danach strebt, Angenehmes zu erreichen und Unangenehmes zu vermeiden. Dies ist eine evolutionär äußerst sinnvolle und dem Überleben dienliche Tendenz. Ohne die Fähigkeit, aus den Konsequenzen des eigenen Verhaltens zu lernen, wäre kein Organismus, sei es Mensch oder Tier, in der Lage zu überleben.

Basierend auf dem Streben nach Lust und dem Vermeiden von Unlust (als Trieb, Grundmotiv) sind die Grundelemente des Lernens:

S = *Signal, Stimulus:* Ein Hinweis darauf, wann, wo und wie reagiert werden sollte, um positive Konsequenzen zu erlangen oder negative Konsequenzen zu vermeiden.

R = *Reaktion:* Das Verhalten, welches motorisch, physiologisch, affektiv oder kognitiv sein kann.

C = *Konsequenz:* Die Folgen der Reaktion in Form von positiven oder negativen Bedingungen, welche das Verhalten verstärken oder abschwächen.

Hinzu kommen:

O = *Organismusvariablen:* Überdauernde Merkmale des Individuums (biologische Merkmale, Temperament, Persönlichkeitsfaktoren, Wertorientierungen und Einstellungen).

K = *Kontingenzverhältnis:* Die Art der Beziehung zwischen Verhalten und Konsequenz.

Verhaltensgleichung – SORKC-Modell

Aus diesen fünf Komponenten ergibt sich die sogenannte „Verhaltensgleichung" bzw. das SORKC-Modell mit den wichtigsten Elementen Stimulus (S), Reaktion (R) und Konsequenz (C). Das zusätzlich hinzugefügte Kontingenzverhältnis (K) beschreibt die Art des Zusammenhangs zwischen Verhaltensreaktion (R) und den Konsequenzen (C). Wichtige Faktoren sind hier zum Beispiel, ob die Konsequenz unmittelbar oder verzögert auftritt, ob sie immer oder nur mit einer bestimmten Wahrscheinlichkeit eintritt und ob sie regelmäßig oder zufällig erfolgt.

Die Organismusvariable (O) fügten schließlich Kanfer und Philipps (1970) der Verhaltensgleichung zu. Hintergrund der Ergänzung war die Anwendung des Konzeptes bei alkoholabhängigen Patienten. Es macht in der Tat einen Unterschied, ob der Organismus eines körperlich gesunden Menschen oder der eines organisch geschädigten alkoholabhängigen Patienten mit Entzugserscheinungen einem bestimmten Stimulus (Alkoholreiz) ausgesetzt ist. Zwischen Stimulus und Reaktion tritt also die Organismusvariable (O), die die personenspezifische Beziehung zwischen S und R bestimmt, die also in gewisser Weise den Stimulus „filtert". Bald bezeichnete diese Organismusvariable nicht nur überdauernde somatische Bedingungen, sondern auch überdauernde psychologische Merkmale, die die Verbindung von S und R „modulieren". Unter das Konzept der Organismusvariablen können daher sowohl eine körperliche

Vulnerabilität als auch überdauernde Einstellungen, Persönlichkeit, Temperament, Wertvorstellungen, Ziele, Pläne etc. gefasst werden.

Das SORKC-Modell als grundlegendes Arbeitsmodell

Das SORKC-Modell ist ein vereinfachtes Arbeitsmodell, mit dem die Determinanten des Verhaltens transparent gemacht werden sollen und aus dem sich Ansatzpunkte für therapeutische Interventionen ableiten lassen. Das SORKC-Modell ist der zentrale Bestandteil der funktionalen Verhaltens- bzw. Problemanalyse, die am Anfang jeder Verhaltenstherapie steht (Ubben, 2017).

An jedem der Elemente der S-O-R-K-C-Kette können operante Interventionsverfahren ansetzen, wobei es vor allem die Stimuli, Reize (S) und die Konsequenzen (C) eines Verhaltens bzw. einer Reaktion (R) sind, auf deren Modifikation sich die Interventionen richten.

Operante Verhaltensweisen zeichnen sich dadurch aus, dass sie nicht an spezifische Reizsituationen gebunden sind, in diesem Sinne also „freie“ Verhaltensweisen darstellen. Anders als zum Beispiel Reflexe sind sie der willkürlichen Kontrolle unterworfen, wobei dies auch für Gedanken gilt. Sie sind aber in dem Sinne „unfrei“, dass sie nicht zufällig oder vollkommen unabhängig von der Umwelt auftreten: Ob sie gezeigt werden, wird von vorausgehenden Reizen/Stimuli (S) und nachfolgenden Reizen bzw. Konsequenzen (C) beeinflusst. Die meisten Verhaltensweisen des Menschen sind demnach „operants“; sie entsprechen dem Willkürverhalten, wie etwa beim Gehen oder Sprechen.

Extinktion, Erholung, Generalisierung, Diskrimination

Weitere Besonderheiten des Lernprozesses sind:

- Extinktion (früher auch „Löschung“ genannt): Bei ausbleibender Verstärkung tritt ein Verhalten immer seltener auf.
- Spontane Erholung (spontaneous recovery, renewal): Nach längerer Zeit ohne Verstärkung tritt das Verhalten ohne äußerlich erkennbaren Anlass wieder auf.
- Generalisierung, die sich sowohl auf Stimuli (S) als auch auf Reaktionen (R) beziehen kann: Nicht nur ganz spezielle Stimuli lösen das Verhalten aus, sondern auch ähnliche Stimuli (Reizgeneralisierung), und es wird nicht immer exakt dasselbe Verhalten gezeigt, sondern auch ähnliches Verhalten (Verhaltensgeneralisierung).
- Diskrimination von Stimuli (S): Es wird gelernt, zwischen Stimuli zu unterscheiden, die eine spätere Verstärkung anzeigen und solchen, die das nicht tun. Erstere werden zu Stimuli, nach denen ein Verhalten wahrscheinlicher wird (S^D), letztere zu Stimuli, bei denen das Verhalten unwahrscheinlicher wird (S^Δ).

Verhalten kann durch Lernen *reiz-* bzw. *situationsabhängig* werden. Ein Beispiel wäre eine partnerschaftliche Interaktion, in der das Streitverhalten immer dann ausgelöst wird, wenn am Wochenende mehr Zeit gemeinschaftlich verbracht wird (S^D), während bei Anwesenheit der Eltern oder Schwiegereltern (S^Δ) ein harmonisches Verhalten gezeigt wird.

1.1 Vorausgehende diskriminative Stimuli

S^D und S^Δ

Vorausgehende diskriminative Stimuli können danach unterschieden werden, ob sie ein Verhalten wahrscheinlicher machen (S^D) oder unwahrscheinlicher (S^Δ). Ein diskriminativer Stimulus S^D ruft als Auslöser Verhalten hervor, er signalisiert, dass eine verstärkende Konsequenz folgt und erhöht die Wahrscheinlichkeit für das Auftreten des Verhaltens. Dagegen ruft ein (negativer) diskriminativer Stimulus S^Δ ein Verhalten nicht hervor (er hemmt es stattdessen), weil ein solcher Stimulus anzeigt, dass eine verstärkende Konsequenz *nicht* folgen wird. Ein solcher Stimulus verringert also die Auftretenswahrscheinlichkeit des Verhaltens. Unterschiedlichste Situationen, Gegenstände oder Personen können diskriminative Stimuli darstellen. Für eine alkoholabhängige Person könnten beispielsweise ein Spaziergang entlang des Neckars (Situation), der Anblick eines frischgezapften Getränks (Gegenstand) oder das Zusammentreffen mit einem Bekannten (Person) diskriminative Stimuli sein. Im therapeutischen Kontext ist es bei einer Verhaltensanalyse besonders wichtig, sowohl S^D als auch S^Δ zu identifizieren: Für die alkoholabhängige Person könnte beispielsweise ein Spaziergang am Bärensee ein S^Δ sein, da hier die Wahrscheinlichkeit, Alkohol zu konsumieren, sehr gering ist.

Die emotionale Valenz oder persönliche Relevanz von S^D und S^Δ sind hierbei unwichtig. Sie werden objektiv, unter strikter Übertragung der operanten Lerntheorie allein am Verhalten festgemacht: Es geht darum, ob ein Stimulus ein bestimmtes Verhalten wahrscheinlich macht oder ob er es unwahrscheinlich macht, ob das Verhalten also ausbleibt.

1.2 Nachfolgende Reize, Konsequenzen, Verstärker

C+ und C–

Dem Verhalten nachfolgende Bedingungen werden als Konsequenzen (C) bezeichnet. Sie werden nach ihrer Wirkung auf die Häufigkeit bzw. Wahrscheinlichkeit des Verhaltens unterschieden. Konsequenzen, die die Auftretenswahrscheinlichkeit eines Verhaltens erhöhen, werden mit C+ bezeichnet, sie sind positive Verstärker (positive Konsequenzen). Konsequenzen, die die Häufigkeit bzw. Wahrscheinlichkeit des Verhaltens senken, werden mit C– bezeichnet und als negative Konsequenzen bezeichnet. Man könnte sie auch – analog zu den Verstärkern – als Abschwächer bezeichnen, aber dieser Begriff hat sich leider nie durchgesetzt. Häufig werden auch die umgangssprachlichen Begriffe „Belohnung“ und „Bestrafung“ verwendet; diese sind aber irreführend und werden von Lerntheoretiker:innen strikt abgelehnt. Zum einen beziehen sich beide Begriffe auf die Individuen, welche das Verhalten zeigen:

Man spricht davon, dass Menschen belohnt oder bestraft werden. In der Lerntheorie geht es hingegen nur um das Verhalten selbst, und dieses wird verstärkt oder abgeschwächt. Zum anderen implizieren die Begriffe „Belohnung" und „Bestrafung" eine positive versus negative Wertigkeit (Valenz): Per definitionem ist Belohnung angenehm und Bestrafung unangenehm. Dies ist häufig, aber keineswegs immer und nicht notwendigerweise verbunden mit Verstärkung und Abschwächung von Verhalten. So kann beispielsweise eine Konsequenz wie das Ausgeschimpftwerden, das gemeinhin als unangenehm und bestrafend empfunden wird, dennoch verhaltensverstärkend wirken, weil ggfs. die mit dem Ausgeschimpftwerden verbundene Aufmerksamkeitszuwendung positiv erlebt wird. In der Folge steigt das problematische Verhalten an. So könnte es beispielsweise passieren, dass eine Schülerin, die den Unterricht stört, dies in Zukunft nicht seltener, sondern sogar noch häufiger tut, wenn die Lehrerin sie dafür rügt.

Wegen der nicht hundertprozentigen Übereinstimmung von Valenz und Effekt der Konsequenzen geht es in der Lerntheorie ausschließlich um den Effekt, und die missverständlichen Begriffe „Belohnung" und „Bestrafung" werden vermieden. Jede Konsequenz, unabhängig von ihrer intendierten Valenz, die bewirkt, dass ein Verhalten häufiger wird, ist verstärkend. Analog ist jede Konsequenz, unabhängig von ihrer intendierten Valenz, die bewirkt, dass ein Verhalten seltener wird, abschwächend.

Es ist wichtig zu beachten, dass der Effekt von Konsequenzen nicht unveränderlich ist: Dieselbe Konsequenz kann als Verstärker wirken oder auch nicht, abhängig von inter- und intraindividuellen Unterschieden (der Faktor O im SORKC-Modell). Dies hängt vor allem von der überdauernden und der aktuellen Attraktivität der Verstärker ab. So wurden beispielsweise schon die von Skinner als Versuchstiere verwendeten Tauben hungrig gehalten, damit Futter als Verstärker verwendet werden konnte. Skinner wusste sehr gut (oder lernte es im Laufe seiner zahlreichen Experimente), dass Futter für satte Tauben keinen verstärkenden Effekt auf das Verhalten hatte.

Und schließlich gibt es auch Konsequenzen, die keinen Einfluss auf das Verhalten haben; sie werden als neutrale Reize bzw. Konsequenzen (C^0) bezeichnet. Dies sollte man nicht mit der Situation verwechseln, in der das Verhalten keine Konsequenzen (vor allem nicht die erwarteten Konsequenzen) hat. In diesem Fall spricht man – wenn auch nicht vollkommen korrekt – von Löschung. Diese hat sehr wohl einen Effekt auf das Verhalten, nämlich in der Regel einen abschwächenden Effekt. Wir werden später in diesem Kapitel darauf zurückkommen.

Primäre und sekundäre Verstärker

Welche Konsequenzen sind nun geeignet, unser Verhalten zu beeinflussen? Vor allem, welche Konsequenzen führen dazu, dass Verhalten verstärkt und in Zukunft häufiger gezeigt wird? Hier lassen sich verschiedene Arten von Verstärkern unterscheiden:

- *Primäre Verstärker* sind solche, die biologische Bedürfnisse befriedigen, hierzu gehören Essen, Getränke, sexuelle Empfindungen, Wärme und Sicherheit sowie auch Neuigkeit (novelty). Für Lebewesen, die wie Menschen sozial in Gruppen leben, kommt noch ein weiterer, besonders wirksamer primärer Verstärker hinzu, nämlich die *soziale Verstärkung,* d.h. die Zuwendung und Anerkennung durch andere Personen. Eine besondere Form der sozialen Verstärkung stellt die *Selbstverstärkung* dar, bei der die positiven Konsequenzen der eigenen Person entspringen, wie z.B. Gefühle von Stolz und Freude über das eigene Verhalten.
- *Sekundäre Verstärker* sind ursprünglich neutrale Reize, die mit der Befriedigung biologischer Bedürfnisse gekoppelt waren bzw. die man einsetzen kann, um primäre Verstärker zu bekommen. Beispiele für sekundäre Verstärker sind Geld, Noten, Positionen, Funktionen und Titel. Ob bestimmte Konsequenzen als sekundäre Verstärker wirken, ist immer individuell zu bestimmen, da sie in der Regel individuell erworben wurden.

Es darf auch nicht vergessen werden, dass im Alltag jedes Verhalten gleichzeitig vielfältige Konsequenzen nach sich ziehen kann, darunter auch widersprüchliche Konsequenzen.

Psychotherapeutisch ist es sehr wichtig, im Hinblick auf die Kontingenz von Verhalten und Konsequenzen zwischen kurzfristigen und langfristigen Konsequenzen zu unterscheiden. Kurzfristige Verstärkung eines Verhaltens (z.B. das Nachlassen der Angst durch Vermeidung) trägt häufig dazu bei, dass pathologisches Verhalten (hier: Vermeidung potenziell Angst auslösender Situationen) aufrechterhalten wird, obwohl sich daraus langfristig negative Konsequenzen ergeben (z.B. keine positive Verstärkung durch Sozialkontakte). Langfristige negative Konsequenzen können z.B. dadurch, dass sie eine soziale Stigmatisierung mit sich bringen, besonders negativ wirken. Trotzdem sind kurzfristige Konsequenzen meist verhaltensbestimmend und sehr viel wirkmächtiger als langfristige Konsequenzen. Dies stellt bei Verhaltensänderungen ein Dilemma dar, das immer wieder zu Rückschlägen und zur Aufrechterhaltung des unerwünschten, doch kurzfristig verstärkten Verhaltens führt. Dies gilt keineswegs nur für psychopathologisches Verhalten: Jeder von uns kennt das Problem, Verhalten mit langfristig negativen Konsequenzen (z.B. ungesunde Ernährung) zu verringern, wenn die kurzfristigen Konsequenzen positiv sind (z.B. Genuss beim Konsum). Auch bei Verhalten mit langfristig positiven Konsequenzen (z.B. Sport) gilt das Primat der kurzfristigen Konsequenzen: Sind sie negativ (Mühe, Unlust, Zeitaufwand), so scheitern wir häufig daran, dass Verhalten zu zeigen. Abbildung 1 veranschaulicht die Verhaltenssteuerung durch positive und negative Konsequenzen und deren kurzfristigem bzw. langfristigem Auftreten.

Kontingenzentabelle

Auf welche Weise Verhalten verstärkt oder abgeschwächt werden kann, zeigt die sogenannte Kontingenzentabelle (vgl. Tabelle 1). Es werden zwei Arten

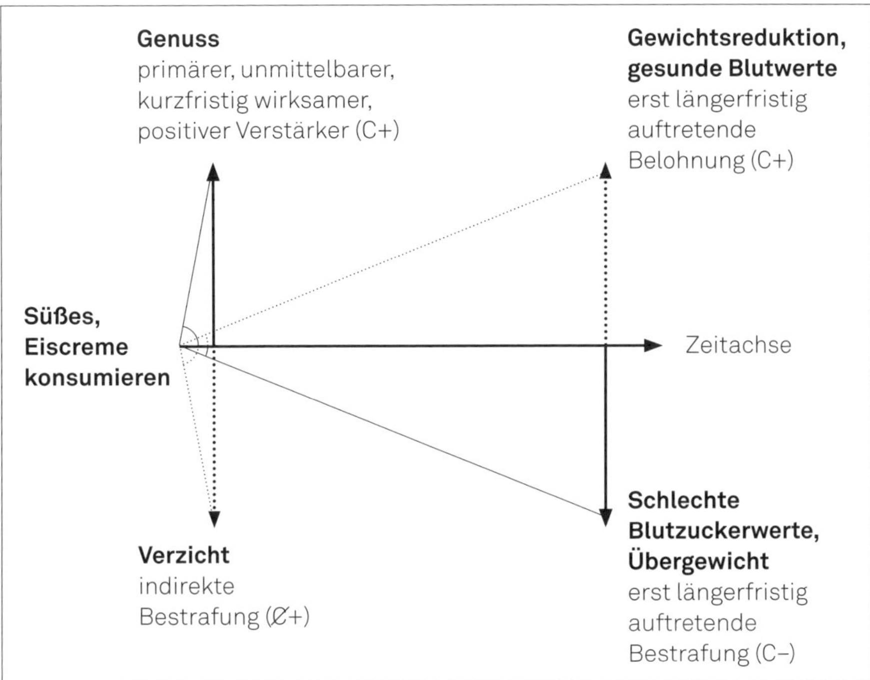

Abbildung 1: Wirkmächtigkeit von kurz- und langfristigen Konsequenzen (die Winkelgrade verdeutlichen, dass die kurzfristigen Konsequenzen viel stärker das Verhalten steuern als die langfristigen Konsequenzen)

der Verstärkung und zwei Arten der Abschwächung (meist „Bestrafung" genannt) unterschieden. Der Aufbau bzw. die Stärkung von Verhalten kann durch das Eintreten von positiven Konsequenzen (C+) erfolgen, dann sprechen wir von *positiver Verstärkung*. Ebenso wird das Verhalten verstärkt, wenn es dazu führt, dass eine negative Situation endet oder gar nicht erst eintritt. Im ersten Fall spricht man dann von Fluchtlernen, im zweiten Fall von Vermeidungslernen. Beides sind Formen der sogenannten *negativen Verstärkung*, symbolisiert durch C̸–. In der Realität wirken positive und negative Verstärkung meist zusammen: Führt ein Verhalten zu einer angenehmen Situation, so werden damit gleichzeitig alternative, weniger angenehme Situationen vermieden und eine unangenehmere Ausgangssituation beendet. Dies galt auch schon für die von Thorndike untersuchten Katzen: Ihr Drücken des Hebels führte nicht nur zu den positiven Konsequenzen von Freiheit, Futter und angenehmem Sättigungsgefühl, sondern beendete gleichzeitig auch die negativen Situationen von Unfreiheit und Hunger. Es dürfte schwer zu bestimmen sein, was hier wirkmächtiger war.

Die Kontingenzentabelle zeigt auch, wie Verhalten abgeschwächt bzw. unterdrückt werden kann: Durch Konsequenzen, die aus dem Eintreten einer nega-

Tabelle 1: Kontingenzentabelle – Möglichkeiten von Verstärkung und Abschwächung (letztere meist „Bestrafung" genannt)

	Entstehung/Eintreten	Entfernung/Nicht-Eintreten
Positive Konsequenz (C+)	Positive Verstärkung: C+	Indirekte Bestrafung, Bestrafung Typ II: ∅+
Negative Konsequenz (C–)	Direkte Bestrafung, Bestrafung Typ I: C–	Negative Verstärkung: ∅– a) Flucht: C– endet b) Vermeidung: C– tritt nicht ein

tiven Situation oder aus dem Enden einer positiven Situation bestehen. Führt das Verhalten zum Eintreten einer negativen Situation, so wird dies meist *direkte Bestrafung* oder Bestrafung Typ I genannt (symbolisiert durch C–). Führt das Verhalten hingegen zum Beenden einer positiven Situation, so wird dies meist *indirekte Bestrafung* oder Bestrafung Typ II genannt, symbolisiert durch ∅+. Trotz der Probleme des Begriffs „Bestrafung" haben sich leider keine anderen Bezeichnungen für diese verhaltensabschwächenden Konsequenzen durchgesetzt. Auch hier gilt, dass beide Formen der Verhaltensbeeinflussung in der Regel simultan auftreten und einander in ihrer Wirkung auf das Verhalten verstärken. So kann das unvorsichtige Handeln mit einem scharfen Messer zum Eintreten negativer Situationen führen (Schmerzerleben, blutverschmutzte Kleidung) und gleichzeitig positive Situationen (kein Schmerzerleben) beenden bzw. ihr Eintreten verhindern (Verhinderung einer angenehmen Tätigkeit, z. B. das gemeinsame Essen, aufgrund der Verletzung).

Begriff „Extinktion" geeigneter als „Löschung"

Ein spezieller, in der Kontingenzentabelle nicht enthaltener Fall ist das Nicht-Eintreten von Konsequenzen, die sogenannte *Extinktion* (früher: „Löschung"). Auch diese wirkt verhaltensabschwächend, insbesondere wenn das Verhalten in der Erwartung von positiven Konsequenzen gezeigt wird. In diesem Fall wird das Nicht-Eintreten der positiven Konsequenzen meist als aversiv empfunden, und langfristig wird das Verhalten seltener gezeigt werden. Allerdings ist der Begriff „Löschung" irreführend, denn das Verhalten wird nicht vergessen oder aus dem Verhaltensrepertoire gelöscht. Vielmehr wird etwas Neues gelernt, nämlich dass ein Verhalten nicht (mehr) zu positiven Konsequenzen führt. Dies zeigt sich auch an dem oben erwähnten Phänomen der spontanen Erholung, bei dem vorher verstärktes Verhalten in der Extinktionsphase erst verschwindet, dann aber wieder auftaucht.

Extinktion, nicht „Löschung"

Extinktion ist eine Form inhibitorischen Lernens, das zu einer Reduktion einer erlernten Reaktion führt, wenn Reize nicht länger ein positives Ereignis bzw. aversives Ereignis vorhersagen. Extinktionslernen ist ein aktiver Prozess gelernter Hemmung, nicht einfaches Vergessen. Es gibt vielfältige Hinweise, dass Extinktionslernen kontextabhängiger ist als der ursprüngliche Lernprozess. Kontextinformationen werden vermutlich vom Hippocampus bereitgestellt, es bildet sich ein Extinktionsgedächtnis. Ohne diese Kontextabhängigkeit würde es keinen „Renewal"-Effekt (erneutes Auftreten des Störverhaltens) geben (Hamm et al., 2017).

Extinktion oder Extinktionslernen kann sehr effektiv sein, zum Beispiel, wenn die positive Konsequenz von störendem Verhalten in Aufmerksamkeit besteht und das Störverhalten durch Ignorieren allmählich schwindet. Extinktionslernen als bewusst eingesetztes Mittel zur Verhaltensabschwächung weist gegenüber Bestrafung einige Vorteile auf; darauf werden wir in Kapitel 1.6 eingehen. Allerdings ist dabei zu beachten, dass Extinktion in der Regel zunächst den gegenteiligen Effekt hat: Das Verhalten wird erst einmal häufiger und stärker, bevor es schwächer und seltener wird (der sogenannte Kontrasteffekt oder „extinction burst"). Dies kann leicht dazu führen, dass Extinktionslernen zu früh aufgegeben wird. Ein weiteres Problem besteht darin, dass Extinktion äußerst konsequent und fehlerfrei angewendet werden muss. Wird sie unterbrochen, d.h. erfolgt manchmal doch eine Verstärkung (wenn es z.B. nicht gelingt, störendes Verhalten zu ignorieren), so wird das Verhalten eher auf- als abgebaut. In diesem Fall wird durch sogenannte „intermittierende Verstärkung" ein besonders „löschungsresistentes" Verhalten erzeugt (vgl. Kapitel 1.3).

Verhaltensaufbau, Verhaltensabbau

Wie bereits beschrieben, wird die Qualität der Konsequenzen allein durch ihren Effekt definiert. Wird ein Verhalten häufiger, so ist per definitionem davon auszugehen, dass die Konsequenzen in diesem Fall für dieses Individuum eine positive, verhaltensverstärkende Bedeutung hatten. Dies kann durch das Entstehen einer positiven Situation ebenso wie durch das Enden oder Nicht-Eintreten einer negativen Situation geschehen. Wie die Situation von außenstehenden Beobachter:innen bewertet wird, ist dabei nicht relevant. Ein klinisches Beispiel für dieses Phänomen wäre selbstverletzendes, schmerzhaftes Verhalten. Obwohl man Schmerz gemeinhin als negative Konsequenz (C–) einordnet, geht man aufgrund des Verhaltens der Person davon aus, dass das Schneiden durch angenehme Konsequenzen (C+) verstärkt wird. Es wird vermutet, dass Schmerz in diesem Falle als lustvoll bzw. spannungsreduzierend erlebt wird. So kann eine Konsequenz für Außenstehende negativ (C–) erscheinen, für die Person selbst aber als positiver Verstärker (C+) wirken.

Durch eine auf die Effekte bezogene Betrachtungsweise lässt sich auch ein ansonsten unverständliches Beziehungsverhalten in der Praxis im Rahmen einer funktionalen Analyse im Einzelfall verstehen, ohne dass Therapeut:innen ihre eigenen Wertungen hinsichtlich der Qualität der Verstärker auf die Patient:innen übertragen.

Verwirrung herrscht gelegentlich bei den Begriffen „negative Verstärkung“ und „Bestrafung“. So erfolgt eine negative Verstärkung von Verhalten, wenn als Konsequenz des Verhaltens eine aversive Situation endet oder gar nicht erst eintritt (vgl. Tabelle 1). Das Vermeidungsverhalten einer Person mit Agoraphobie wird z. B. dadurch negativ verstärkt, dass durch das Weggehen aus einer unangenehmen Situation als Konsequenz die Angst vermindert wird. Quasi das Gegenteil der negativen Verstärkung ist die indirekte Bestrafung, bei der das Verhalten nicht zum Wegfall eines negativen Reizes führt, sondern zum Wegfall eines positiven. Die Verbannung des Fernsehers aus dem Kinderzimmer für eine gewisse Zeit als Strafe für unangemessenes Verhalten ist ein Beispiel für diese Bestrafungsform. Das Vorgehen beim sogenannten „Time out“ basiert ebenfalls auf der Wegnahme positiver Verstärker (vgl. Kapitel 3.5.4): Die Person wird in eine Situation gebracht, die keine positiven Verstärker enthalten sollte. Eine wichtige, allerdings häufig nicht erkannte Konsequenz aus den Möglichkeiten der positiven und negativen Verstärkung und der direkten und indirekten Bestrafung besteht darin, dass Verhalten sich nur durch positive oder negative Verstärkung aufbauen lässt. Dies umfasst auch Verhalten, das zunächst gar nicht spontan gezeigt wird und erst durch Techniken wie „Shaping“ (vgl. Kapitel 1.5) herausgeformt werden muss. Durch Bestrafung, ob direkt oder indirekt, ob zielgerichtet eingesetzt oder zufällig geschehend, lässt sich Verhalten hingegen lediglich abbauen oder unterdrücken, es lässt sich jedoch nicht aufbauen. Durch Bestrafung bzw. Abschwächung kann nur gelernt werden, welches Verhalten besser nicht gezeigt werden sollte, ohne dass klar würde, welches Alternativverhalten sinnvoller wäre. Um Letzteres zu erreichen, werden die in Kapitel 1.5 beschriebenen Techniken der „differenziellen Verstärkung“ benötigt.

1.3 Verstärkungskontingenzen

Kontinuierliche oder intermittierende Verstärkung

In der von Skinner entwickelten Systematik wird zwischen der kontinuierlichen Verstärkung und der intermittierenden Verstärkung unterschieden. Bei *kontinuierlicher Verstärkung* erfolgt eine Verstärkung nach jedem Auftreten des Verhaltens, bei *intermittierender Verstärkung* hingegen nicht.

Diese Unterscheidung hat in der Praxis wichtige Auswirkungen: Für den Aufbau eines Verhaltens ist eine kontinuierliche Verstärkung am besten geeignet. Ist das Verhalten aber erst einmal etabliert, muss es nicht mehr jedes Mal verstärkt werden. Zur Stabilisierung des bereits erlernten Verhaltens ist eine intermittierende Verstärkung besser geeignet.

Verhältnis- und Intervallpläne

Bei den intermittierenden Verstärkungsplänen wird zwischen sogenannten *Quoten- bzw. Verhältnisplänen* (ratio schedules) und *Intervallplänen* (interval schedules) unterschieden. Wie die Namen nahelegen, wird die Verstärkung bei Verhältnisplänen als Anteil definiert (z.B. 1:3, d.h., bei jedem dritten Auftreten des Verhaltens erfolgt eine Verstärkung), bei Intervallplänen hingegen in Bezug auf ein Zeitintervall (z.B. wird immer nur maximal einmal pro Minute verstärkt).

Merke

Intervallpläne bedeuten nicht, dass die Verstärkung in einem festen zeitlichen Rhythmus erfolgt! Es wird vielmehr immer nur das erste Auftreten des Verhaltens im Intervall verstärkt. Danach wird nicht mehr verstärkt, bis das Intervall abgelaufen ist und ein neues Intervall beginnt. Wird das Verhalten im Intervall nicht gezeigt, erfolgt auch keine Verstärkung. Das ist etwas ganz anderes als ein „rhythmisches" Verstärken im Minutentakt.

Feste und variable Verstärkerpläne

Sowohl Verhältnispläne als auch Intervallpläne können als *feste Pläne* oder als *variable Pläne* realisiert werden. Bei einem festen 1:3-Verhältnisplan würde beispielsweise exakt jedes dritte Auftreten des Verhaltens zu einer Verstärkung führen. Bei einem variablen 1:3-Verhältnisplan wäre es manchmal häufiger, manchmal seltener, und nur im Durchschnitt jedes dritte Mal. Ähnlich wäre es bei Intervallplänen: Ein fester 1-Minuten-Intervallplan benutzt immer dasselbe Intervall von einer Minute, ein variabler 1-Minuten-Intervallplan enthält hingegen unterschiedliche Intervalle, die nur im Mittel eine Minute lang sind.

In der Praxis haben feste Verstärkungspläne einige Nachteile, aber variable Pläne sind sehr geeignet, um bereits etabliertes Verhalten zu stabilisieren, d.h., um es extinktionsresistent zu machen. Dabei spielt es kaum eine Rolle, ob es sich um einen variablen Verhältnisplan oder einen variablen Intervallplan handelt, denn beide implizieren wegen ihrer Variabilität, dass das nächste Auftreten der Verstärkung nicht vorhersagbar ist. Vereinfachend gesagt, lernt das Individuum bei variablen Verstärkungsplänen, dass es sich lohnt, das Verhalten auch bei ausbleibender Verstärkung weiterhin zu zeigen, da es irgendwann später bestimmt wieder verstärkt wird. Hierbei kann die Frustrationstoleranz gegenüber Nicht-Verstärkung noch weiter erhöht werden, wenn die Quote nur schrittweise verringert bzw. das Intervall nur langsam verlängert wird. Ein zunächst kontinuierlich verstärktes und dadurch neu etabliertes Verhalten wird dadurch noch extinktionsresistenter.

Schon Skinner verwendete das Prinzip der intermittierenden Verstärkung, um dysfunktionales menschliches Verhalten zu erklären, nämlich pathologisches Glückspiel. Kommerzielle Glücksspiele wie Roulette oder „einarmige Banditen" funktionieren qua Gesetz nach einem variablen Quotenplan: Ein bestimmter Prozentsatz der Einsätze muss als Gewinn wieder ausgeschüttet werden, aber dies gilt nur auf lange Sicht. Beim Roulette hat beispielsweise jede einzelne Zahl eine Auftretenswahrscheinlichkeit von 1 zu 37, es ist aber komplett unvorhersehbar, wann genau eine bestimmte Zahl auftreten wird. Damit wird jede Person, die immer wieder auf eine bestimmte Zahl oder Kombination setzt, irgendwann gewinnen, d.h., das Verhalten des Spielens wird nach einem variablen Quotenplan verstärkt. Dies macht es schwer, mit dem Spielen aufzuhören, d.h. das Verhalten wird sehr extinktionsresistent. B. F. Skinner bemerkt in einem Interview mit der Zeitschrift „Psychology Today“:

> *„… if I am limited to just one thing, it would be the whole question of the contingencies of reinforcement arranged by schedules of reinforcement and their role in the analysis of operant behavior. It's a shame. Nobody pays much attention to it at all.“*
>
> (Hall, 1967, S. 70)

Kontiguität und Kontingenz

Konsequenzen sind dann besonders wirksam, wenn sie unmittelbar erfolgen (*Kontiguität,* d.h. zeitlich-räumliche Nähe der Konsequenz C und der Reaktion [Verhalten] R) und wenn sie mit Sicherheit erfolgen (*Kontingenz,* d.h. eine hohe Korrelation von Verhalten R und Konsequenz C). Beide Aspekte, Kontiguität und Kontingenz, sind wichtig. Bei mangelnder Kontiguität, d.h. bei einem großen zeitlichen Abstand zwischen Verhalten und Konsequenz, wird es immer schwieriger, die Verbindung zwischen beiden zu erkennen. Es steigt die Gefahr, dass in der Zwischenzeit anderes Verhalten gezeigt wird und die Konsequenz mit diesem Verhalten verbunden wird, oder dass andere Konsequenzen eintreten und mit dem Verhalten verbunden werden. Hundebesitzer:innen kennen dieses Problem zur Genüge: Läuft der Hund weg und kommt erst nach langem Rufen irgendwann zurück, so darf man ihn nicht für das Weglaufen bestrafen, denn er würde die Strafe nicht mit dem Weglaufen verbinden, sondern mit seiner letzten Handlung, dem Zurückkommen. Stattdessen muss man ihn loben, so schwer dies in der Situation auch sein mag.

Kontingenz ist ebenfalls extrem wichtig, denn Konsequenzen können das Verhalten nur steuern, wenn das Verhalten einen verlässlichen Einfluss auf sie hat. Dies bedeutet, dass möglichst jedes Auftreten des Verhaltens R zu der Konsequenz C führen sollte, wie es ja bei der kontinuierlichen Verstärkung der Fall ist. Ist der Zusammenhang eher unzuverlässig (wird also das Verhalten nicht immer von der Konsequenz gefolgt und/oder tritt die Konsequenz zuweilen auch ohne das Verhalten ein), dann wird es viel schwieriger, das Verhalten aufzubauen. In diesem Falle ist es viel schwieriger zu erkennen, dass die Wahrscheinlichkeit der Konsequenz C durch das Zeigen des Verhaltens R erhöht wird. Dies gilt aber nur für den Aufbau eines Verhaltens in der ersten Phase einer operanten Konditionierung. Ist das Verhalten erst einmal stabil aufgebaut, so kann die Kontingenz verringert werden, wie es beispielsweise bei der oben beschriebenen intermittierenden Verstärkung der Fall ist.

Der Einfluss von Kontiguität und Kontingenz lässt sich am Beispiel der meist wenig effektiven Versuche, im Straßenverkehr Geschwindigkeitsbegrenzungen durchzusetzen, erläutern. Obwohl bei zu hoher Geschwindigkeit Strafmandate angedroht werden (ein Fall von „Bestrafung"), ist ihre Wirkung meist gering. Erstens fehlt es an Kontingenz: Übertretungen der erlaubten Geschwindigkeit führen nur dann zu negativen Konsequenzen, wenn die Geschwindigkeit auch kontrolliert wird, was nur an wenigen Stellen der Fall ist. Zweitens besteht ein großer zeitlicher Abstand zwischen Verhalten und Konsequenz, da es in der Regel mehrere Wochen dauert, bis ein Strafzettel ins Haus flattert. Dies lässt sich verbessern, indem konsequent und kontingent Kontrollen stattfinden (etwa durch stationäre Radargeräte) und der Strafbefehl unmittelbar und rasch (etwa am nächsten Tag bzw. gleich nach der nächsten Kurve) erfolgt. In diesem Falle ist dann auch die Höhe des Strafbefehls nicht so ausschlaggebend: Das unerwünschte Verhalten „Rasen" wird nicht durch eine hohe Strafe effektiv unterdrückt, sondern durch eine hohe Wahrscheinlichkeit ihres Eintretens.

Auch beim Aufbau gesunder Verhaltensweisen spielt Kontingenz und Kontiguität eine wichtige Rolle. Die fehlende zeitliche Nähe der Konsequenzen und die unklare Kontingenz wirkt sich gravierend auf viele für die Gesundheit relevanten Verhaltensweisen (Ernährung, Sport, Rauchen, Trinken) aus. Da unsicher ist, ob positive oder negative Konsequenzen überhaupt eintreten werden, und falls sie es tun, diese nur mit erheblicher zeitlicher Verzögerung eintreten, steuern die Konsequenzen das Verhalten nur in sehr geringem Maße. Ein Beispiel hierfür ist ein Raucher, der u.a. eine stark rauchende 84-jährige Großmutter als „Entlastungszeugin" für sein Rauchverhalten anführt und davon ausgeht, dass sein Verhalten erst spät (fehlende Kontiguität) oder auch nie (fehlende Kontingenz) negative Konsequenzen haben wird.

1.4 Premack-Prinzip

Premack-Prinzip

Eine besondere Form der Verstärkung beruht auf dem sogenannten „Premack-Prinzip", benannt nach dem amerikanischen Psychologen David Premack (1962). Das Prinzip besagt, dass Verhalten auch durch anderes Verhalten verstärkt werden kann. Verhalten kann also sowohl Reaktion R als auch Konsequenz C sein. Das entscheidende Detail ist dabei, dass es auf die Attraktivität der Tätigkeiten ankommt: Eine attraktivere Tätigkeit kann zur Verstärkung einer weniger attraktiven Tätigkeit verwendet werden. Welche Tätigkeit dabei die attraktivere ist, kann von Individuum zu Individuum unterschiedlich sein. Eltern verwenden das Prinzip zum Beispiel, wenn sie ihren Kindern sagen: „Du darfst spielen gehen, wenn du dein Zimmer aufgeräumt hast". Die Eltern gehen – sicherlich zurecht – davon aus, dass Spielen attraktiver ist als Aufräumen, und dass das Kind das weniger attraktive Verhalten „Aufräumen" häufiger zeigen wird, wenn es danach die attraktivere Tätigkeit „Spielen" ausüben darf.

Premack zeigte in Experimenten mit Tieren und später auch mit Menschen, dass im Prinzip jede attraktive Tätigkeit zur Verstärkung einer weniger attraktiven Tätigkeit eingesetzt werden kann. Er betonte dabei immer wieder, dass Verstärker relativ sind und nicht absolut. Um herauszufinden, wie attraktiv verschiedene Tätigkeiten sind, kann man Menschen meist einfach befragen. Man kann sich aber auch behelfen, indem man zunächst beobachtet, wie häufig die Verhaltensweisen spontan gezeigt werden, da das häufigere Verhalten meist das attraktivere ist. Im Tierversuch konnte zum Beispiel gezeigt werden, dass Wassertrinken und Laufradlaufen sowohl instrumentelles Verhalten als auch Verstärker sein können, je nach der Basisrate des jeweiligen Verhaltens bei verschiedenen Tieren. Vergleichbares fand er bei Studien mit Kindern, wenn es um die Tätigkeiten Süßigkeiten-Essen und Flipper-Spielen ging. Die Kinder unterschieden sich darin, welche der beiden Verhaltensweisen sie attraktiver fanden und spontan häufiger zeigten. Das spontan häufiger auftretende Verhalten konnte dann als Verstärker für das seltenere eingesetzt werden. Um dieses Prinzip für therapeutische Zwecke nutzbar zu machen, ist es also notwendig, zunächst die Basisrate zweier Verhaltensweisen zu erfassen. Bei einem Patienten mit sozialen Ängsten könnte etwa das spontan häufiger auftretende Leseverhalten genutzt werden, um das seltenere Verhalten (mit Freunden telefonieren) zu verstärken.

1.5 Prinzipien für den Aufbau von Verhalten

Verhaltensweisen lassen sich auf verschiedene Weise aufbauen, wobei jeweils verschiedene Elemente der S-R-C-Verhaltenskette betont werden. Für die auslösenden Reize/Stimuli (S) sind dies das Diskriminationslernen und die Generalisierung, für das Verhalten (R) sind es das Herausformen (Shaping) und die Verkettung (Chaining) von komplexen Verhaltensmustern sowie das sogenannte Prompting. Für die Konsequenzen (C) ist es die differenzielle Verstärkung. Diese wollen wir im Folgenden an einigen klinischen Beispielen erläutern.

Diskrimination

Diskrimination zwischen S^D *und* S^Δ (vgl. Kapitel 1.1) bedeutet, dass Personen lernen, zwischen Kontexten, in denen ein bestimmtes Verhalten angebracht ist, d.h. verstärkende Konsequenzen zu erwarten sind, und solchen, in denen es unangebracht ist, d.h. keine verstärkenden Konsequenzen oder gar negative Konsequenzen zu erwarten sind, zu unterscheiden. Ein Mangel an sozialer Kompetenz oder aggressives Verhalten zeichnen sich zum Beispiel vielfach dadurch aus, dass zwischen den verschiedenen situativen Kontexten nicht adäquat unterschieden wird. Ein anderes Beispiel ist, wenn stark übergewichtige Personen in allen möglichen Situationen und Kontexten essen und trinken. Die Eingrenzung (Diskrimination) auf Trinken aus einem bestimmten

Glas und Essen von einem bestimmten grünen Teller an einem festen Platz können in diesem Fall S^D für Konsumverhalten darstellen, während alle anderen Situationen und Kontexte S^Δ, d.h. unangebrachte Bedingungen für Essen und Trinken sind.

Generalisierung

Generalisierung führt auf der Stimulusseite zu einer Erweiterung des Wissens über angemessene Kontexte S^D und unangemessene Kontexte S^Δ für Verhalten. Bei sozial ängstlichen Personen soll selbstbewusstes, selbstsicheres Verhalten nicht nur in der therapeutischen Situation oder in der Familie gezeigt werden, sondern allmählich auch in vielen verschiedenen, zuvor nicht geübten sozialen Situationen. Das angemessene Sozialverhalten soll nicht nur im Rollenspiel, sondern auch im Alltag ausgelöst und gezeigt werden. Die Generalisierung zeigt sich dann darin, dass die in der Therapie erworbenen Fertigkeiten auf außertherapeutische Kontexte im Alltag transferiert werden. Dies ist ein wesentliches Ziel jeder Psychotherapie. Leider kann die Generalisierung auf der Stimulusseite aber sehr asymmetrisch sein: Angstverhalten wird leicht und schnell von einzelnen bedrohlichen Stimuli auf ähnliche Stimuli generalisiert, zum Beispiel wenn ein Kind von einem Hund umgerannt wurde und danach Angst vor allen Hunden hat. Andererseits generalisiert die Reaktion auf „sichere" Stimuli nur wenig: Wird ein bestimmter (kleiner, ruhiger) Hund als sicher empfunden, können alle andere immer noch die Angstreaktion auslösen. Es scheint, dass unser Lernen hier dem Motto „Better safe than sorry" folgt. Evolutionär gesehen wäre dies nur sinnvoll, denn das Überleben wird eher durch mangelnde Vorsicht als durch übertriebene Vorsicht gefährdet.

Shaping

Verhaltensformung (Shaping) bedeutet die Annäherung an ein Zielverhalten nach dem Prinzip der kleinen Schritte, wobei Verstärkung anfangs häufig erfolgt und später selektiver wird. Shaping ist ein Beispiel dafür, dass durch operante Konditionierung nicht nur die Auftretenswahrscheinlichkeit von schon vorhandenem Verhalten beeinflusst wird, also eine Beeinflussung der sogenannten Performanz. Vielmehr kann auch vollkommen neues Verhalten erlernt werden, d.h. eine Erweiterung der sogenannten Kompetenz. Shaping ist ein Standardverfahren bei der Dressur von Tieren, und schon Skinner hat mit dieser Methode in Tierversuchen ungewöhnlichstes Verhalten herausgeformt, zum Beispiel so etwas wie Pingpong-Spielen bei Tauben.

Aber auch das menschliche Lernen folgt Prinzipien des Shapings: Beispielsweise verstärken Eltern durch enthusiastische Reaktionen zunächst noch jede sprachähnliche Lautäußerung ihres Säuglings, werden dann aber zunehmend anspruchsvoller und reagieren irgendwann nur noch bei richtigen Wörtern mit Begeisterung. Und schließlich muss das Kind sogar lernen, dass eine Lautäußerung wie „Apfel!" nicht (mehr) zur erwünschten Konsequenz führt, sondern dass es mit „Gib mir bitte den Apfel" reagieren muss.

Auch im therapeutischen Kontext spielt Shaping eine wichtige Rolle. Die eigenen Bedürfnisse zu äußern ist im privaten Umfeld meist einfacher als bei der

Arbeit. Daher startet man beim Training sozialer Fertigkeiten (vgl. Kapitel 3.8.4) zunächst im privaten Umfeld. Zunächst wird in der Therapiegruppe eingeübt, im privaten Rahmen etwas zu sagen, Wünsche oder die eigene Meinung zu äußern. Dies wird durch die Gruppe und die Gruppenleitung sofort positiv verstärkt. In einem nächsten Schritt wird eine längere Äußerung mit lauterer Stimme eingeübt und unmittelbar verstärkt. Mit dieser wiederholten, positiven Erfahrung kann dann außerhalb der Gruppe im privaten Umfeld geübt werden, um dort von den anderen gelobt zu werden, und erst danach wird der Schritt in das berufliche Umfeld gemacht.

Auch das beliebte Kinderspiel „Heiß-Kalt" folgt dem Shaping-Prinzip beim Auffinden eines versteckten Gegenstands (Süßigkeit). In einer Übungsgruppe kann Verhaltensformung mit all seinen Schwierigkeiten anhand des „Shaping Game" illustriert werden (vgl. Kapitel 3.1).

Ein Alltagsbeispiel für Shaping ist in Abbildung 2 dargestellt. Hier ist zu sehen, wie das Zielverhalten „Allein einen Pullover anziehen" im Idealfall nach und nach herausgeformt wird. Zunächst folgt soziale Verstärkung auch auf Verhalten, das nur eine entfernte Ähnlichkeit mit dem Zielverhalten hat (z. B. nur den Pullover berühren). Am Ende des Shaping-Prozesses wird hingegen nur noch das Zielverhalten selbst verstärkt. Wichtig ist dabei die allmähliche Spezifizierung des Verhaltens, das zu Verstärkung führt. Wenn die davor liegenden Verhaltensweisen beherrscht werden, führen sie nicht länger zu Verstärkung.

Chaining

Verhaltensverkettung (Chaining) ermöglicht den Aufbau komplexer Verhaltensweisen bzw. die Verkettung bereits beherrschter und etablierter Verhaltensteile miteinander. Dies ist eine wichtige Lernaufgabe, denn fast alle zielgerichteten Verhaltensweisen in unserem Alltag bestehen aus mehreren Komponenten, die in der richtigen Reihenfolge auszuführen sind, um zu einer positiven Konsequenz zu führen. Beim Chaining wird am effektivsten – obwohl dies vielleicht kontraintuitiv erscheint – mit der sogenannten Rückwärtsverkettung (backward chaining) gearbeitet. Hierbei erfolgt die positive Verstärkung nach erfolgreicher Ausführung des *letzten* Kettenglieds eines komplexen Verhaltens. Man arbeitet sozusagen vom Ziel her und verlangt für die Verstärkung sukzessive immer längere, komplexere Verhaltensweisen. Bei der Vorwärtsverkettung wird hingegen immer wieder ein zusätzliches Verhalten an das Ende der Kette gesetzt und dann verstärkt. Dies ist schwieriger zu lernen und deshalb weniger effektiv als die Rückwärtsverkettung, weil das verstärkte letzte Verhalten immer wieder wechselt: Kaum hat das Individuum gelernt, was zum Erreichen der Verstärkung nacheinander getan werden muss, muss es etwas Neues zusätzlich tun. In beiden Fällen ist es aber erforderlich, dass die Teile der Verhaltenskette bereits beherrscht werden (z. B. durch Shaping zuvor aufgebaut wurden) bzw. im Verhaltensrepertoire bereits etabliert sind, um verkettet zu werden.

Der Pullover liegt auf dem Stuhl bereit. Aufforderung: „Zieh bitte den Pullover an!"
Konsequente und kontingente Verstärkung
Kind greift (zufällig) nach Pullover.
Verbales Lob, Freude, verbal begleitete Hilfestellung beim Pullover anziehen
Kind greift nach Pullover, legt sich Pullover auf den Kopf.
Jetzt erst verbales Lob, Freude, verbal begleitete Hilfestellung beim Pullover fertig anziehen
Kind nimmt Pullover und versucht, Kopf durchzustecken.
Jetzt erst verbales Lob, Freude, verbal begleitete Hilfestellung beim Pullover fertig anziehen
Kind steckt den Kopf durch Pulloveröffnung.
Jetzt erst verbales Lob, Freude, Hilfestellung beim Pullover fertig anziehen
Kind steckt den Kopf durch, versucht, einen Arm durch den Ärmel zu bekommen.
Jetzt erst verbales Lob, Freude, Hilfestellung beim Pullover fertig anziehen
Kind steckt den Kopf durch, schafft es, beide Arme durch die Ärmel zu bekommen.
Jetzt erst verbales Lob, Freude, Hilfestellung beim Pullover fertig runterziehen
Der Pullover liegt bereit. Aufforderung: „Zieh bitte den Pullover an." Kind zieht Pullover selbstständig an.
Jetzt erst „dickes" verbales Lob, Freude, „Celebration"

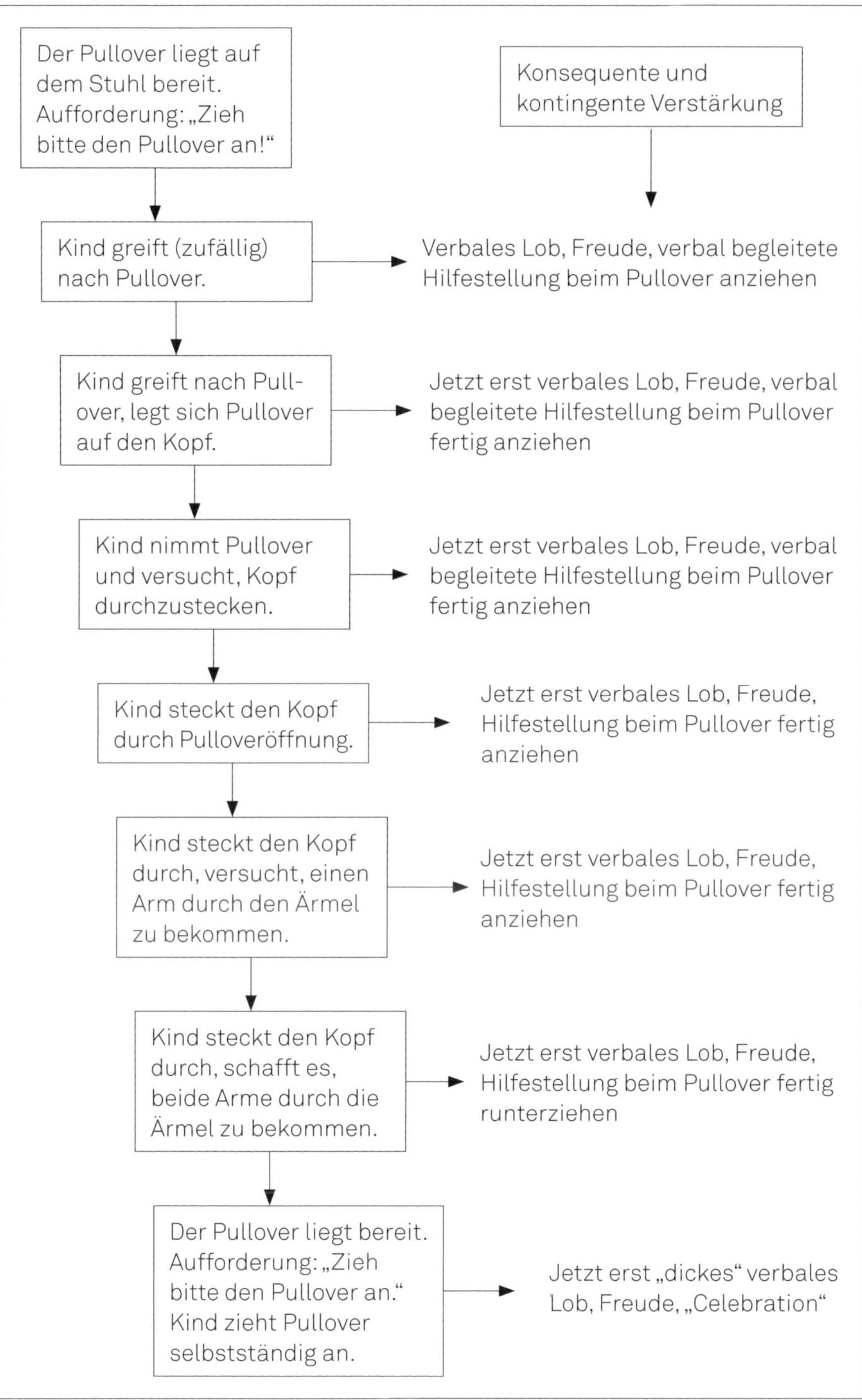

Abbildung 2: Shaping am Beispiel des Verhaltens „Alleine einen Pullover anziehen"

Fallbeispiel: Jonathan

Verhaltensformung durch Verkettung geschieht häufig versehentlich im Alltag. Der kleine Jonathan beschließt, dass er ein Nutellabrot haben möchte. Er folgt der Mutter im Haus herum und quengelt: „Ich will ein Nutellabrot“. Die Mutter versucht dies zu ignorieren. Gelegentlich sagt sie: „Nein, du kannst jetzt kein Nutellabrot bekommen“, doch das Quengeln geht weiter. Jonathan wird lauter und beginnt an ihr herumzuzerren und sich an ihre Beine zu hängen. Voller Verzweiflung und um weitere Belästigungen zu vermeiden, gibt sie nach und schmiert Jonathan ein Nutellabrot. Damit hat die Mutter – wenn auch unbeabsichtigt – erfolgreich eine Verhaltenskette aus Quengeln, heftiger und lauter Quengeln, Zerren an der Kleidung und Essen geformt. Sagt Jonathan lediglich: „Ich will ein Nutellabrot“, dann bekommt er keines. Wenn er nur an ihren Beinen hängt, dann bekommt er auch keines. Aber wenn er alles in der richtigen Reihenfolge macht, dann bekommt er sein Brot (nach Schwitzgebel & Kolb, 1974).

Ein Beispiel für Chaining durch Rückwärtsverkettung wäre, wenn man einem Kind „Winterkleidung anziehen“ (inkl. Stiefel, Jacke, Mütze, Schal, Handschuhe) beibringt. Man könnte es dazu bei allen Teilschritten anleiten und ihm helfen, doch den letzten Schritt, z. B. „Handschuhe anziehen“, lässt man das Kind, nachdem es alle anderen Kleidungsstücke angezogen hat, selbstständig durchführen und verstärkt es dafür. Sobald dies problemlos funktioniert, kann die Verhaltenskette erweitert werden, indem im zweiten Schritt der vorletzte Teilschritt auch selbstständig erfolgen muss, bevor Verstärkung erfolgt. Dies kann fortgesetzt werden, bis die gesamte Verhaltenskette selbstständig durchgeführt werden kann. In ähnlicher Weise kann z. B. das morgendliche selbstständige Anziehen der häuslichen Kleidung als komplexe Verhaltenskette aus mehreren Teilen gesehen werden, die zunächst trainiert und beherrscht werden müssen. Dazu gehört die Auswahl der Kleidungsstücke (Unterwäsche, Hemd, Hose, Socken, Pullover) ebenso wie die Fähigkeit, ein Hemd bzw. Socken anzuziehen, in die Hose zu steigen, die Knöpfe bzw. den Reißverschluss zu schließen und erst danach einen Pullover darüber zu ziehen. Chaining verbindet dann diese Einzelteile zu der komplexen Verhaltenskette „Selbstständig anziehen“. Verstärkung erfährt das Kind dann nicht mehr für die einzelnen Teile, sondern am Ende der Verhaltenskette. Durch wiederholte Anwendung und mehrfache Erfahrung etabliert sich so (meist recht rasch) eine neue Verhaltenseinheit, deren Teile „automatisch“ ineinandergreifen.

Wenn es in der Therapie eines depressiven Patienten um Aktivitätenaufbau und Alltagsgestaltung geht, ist es beispielsweise oft zu anspruchsvoll, von einem Patienten zu erwarten, das familiäre Abendessen einzukaufen, vorzubereiten, zu kochen und anzurichten. Diese komplexe Verhaltenskette kann aufgebrochen werden, indem andere Familienmitglieder einkaufen und das Essen vorbereiten, der Patient dagegen den Tisch deckt und aufträgt sowie für die Erledigung dieses letzten Teils der Verhaltenseinheit „familiäres Abendessen" gelobt (verstärkt) wird. Auch Lieferdienste von Nahrungsmitteln und Gerichten können für die früheren Schritte dieser Verhaltenskette eingesetzt werden. Erst in weiteren Therapieschritten wird die Verhaltenskette erweitert, indem der Patient auch das Essen zubereitet, den Tisch deckt und das Essen aufträgt, wofür er dann von allen gelobt und so das Verhalten verstärkt wird.

Prompting

Prompting (Hilfestellung, Lenken) besteht darin, dass eine Hilfestellung gegeben wird, damit ein erwünschtes Verhalten leichter gezeigt werden kann. Dies ist im Alltag wie auch in der therapeutischen Praxis oft nötig und sinnvoll. Ein Beispiel für Prompting ist, wenn man bei Rollenspielen einer Person „Lauter sprechen" oder „Mehr Blickkontakt halten" zuflüstert. Ein weiteres Beispiel für Prompting ist, einem Kind durch Kommentare oder durch das Führen seiner Hand bei selbstständigem Anziehen seiner Kleidung zu helfen. Und als Prompting zählt auch, wenn eine Therapeutin eine Angstpatientin an die Hand nimmt und mit ihr die erste Stufe in einem angstauslösenden Treppenhaus besteigt. Wichtig ist aber, dass diese Hilfestellungen so schnell wie möglich zurückgenommen werden. Dies wird als „Fading (out)" (Ausschleichen) bezeichnet.

Differenzielle Verstärkung

Differenzielle Verstärkung beinhaltet die gezielte Verstärkung von erwünschtem, angemessenem Verhalten und die Abschwächung oder Extinktion von unerwünschtem, unangemessenem Verhalten (vgl. auch Kapitel 3.8.6). Sowohl Extinktion als auch das Eintreten von negativen Konsequenzen können unerwünschtes Verhalten unterdrücken, aber nur durch die gleichzeitige Verstärkung von angemessenem Alternativverhalten wird ein positiver Effekt des Verhaltensaufbaus erreicht. Oder vereinfacht gesagt: Durch Bestrafung und Extinktion kann man nur lernen, was man *nicht* tun sollte, durch differenzielle Verstärkung lernt man aber gleichzeitig, was man stattdessen tun sollte. Differenzielle Verstärkung nutzt daher positive und negative Konsequenzen, um erwünschtes, soziales, positives Verhalten zu stärken und um unerwünschtes, störendes, gefährliches Verhalten zu reduzieren. Wenn zum Beispiel ein Kind seine Wünsche meist durch lautes Schreien äußert (was in der Vergangenheit vermutlich verstärkt wurde), so könnten die Eltern differenzielle Verstärkung einsetzen, indem sie das Schreien ignorieren und gleichzeitig alle anderen, angemesseneren Äußerungen systematisch verstärken. Sie könnten freundlich vorgetragene Wünsche so weit wie möglich erfüllen, alle schreiend geäußerten Wünsche hingegen nicht.

Fallbeispiel

Eine Patientin mit einer geistigen Behinderung verletzte sich selbst, indem sie ihren Kopf gegen Wände und Gegenstände schlug. Dieses Verhalten wurde durch Aufmerksamkeit des Pflegeteams verstärkt. Das selbstverletzende Verhalten wurde durch differenzielle Verstärkung behandelt. Das Kopfschlagen wurde ignoriert, und gleichzeitig wurde freundlich reagiert, wenn die Patientin anderes Verhalten zeigte. Mit diesem Verfahren konnte die Häufigkeit des selbstverletzenden Verhaltens stark reduziert werden.

Auch bei dem schon erwähnten „Shaping Game" wird mit differenzieller Verstärkung gearbeitet. Zielführendes Verhalten wird belohnt (verbale Äußerung) und nicht zielführendes Verhalten ignoriert (keine Äußerung). Auch Skinner (1938) hat in seinen Experimenten mit Tieren differenzielle Verstärkung angewendet, indem er beispielsweise bei Tauben ein bestimmtes Verhalten (z. B. auf einen Kreis picken) mit einer Futterpille verstärkte, das Picken auf ein Dreieck hingegen ignorierte.

1.6 Prinzipien zur Reduktion von Verhalten

Ignorieren, abschwächen, bestrafen

Die Auftretenswahrscheinlichkeit oder Häufigkeit eines Verhaltens lässt sich durch Extinktion oder durch Bestrafung (besser: „Abschwächung") verringern. Wie oben beschrieben, kann Bestrafung in der Wegnahme von positiven Konsequenzen (Ȼ+) oder aus dem Eintreten von negativen Konsequenzen (C–) bestehen, wobei im Alltag meist beides zusammen geschieht. Beispielweise wird ein Kind, dessen Zornausbrüche konsequent ignoriert werden, zu negativen Konsequenzen führen (Zimmerarrest) oder den Wegfall von Privilegien bewirken (Fernsehverbot), dieses Verhalten in Zukunft weniger häufig zeigen. Und wenn sich der Partner verspätet, kann ein mürrisches, vorwurfsvolles oder beleidigtes Verhalten (C–) der Partnerin als Bestrafung angesehen werden. In beiden Beispielen wird deutlich, dass Bestrafung nicht nur Auswirkungen auf das Zielverhalten (Pünktlichkeit, Zornausbrüche) hat, sondern auch emotionale und interaktionelle. Dominiert Bestrafung in der Erziehung bzw. in Partnerschaften, dann hat das längerfristig störende und zerrüttende Effekte.

Gefahr der Zerrüttung

Im Straßenverkehr wird versucht, durchzusetzen, dass Verkehrsteilnehmer:innen sich an Geschwindigkeitsbegrenzungen halten, es geht also darum, das unerwünschte Verhalten „Rasen" zu verringern. Eine Tempomessanlage blitzt dazu alle Verkehrsteilnehmer:innen, die zu schnell unterwegs sind. Sie bekommen dann einen Bußgeldbescheid oder es wird ihnen gar die Fahrerlaubnis entzogen. Wenn die Messung immer erfolgt und konsequent geahndet wird, reduziert sich das Schnellfahrverhalten dadurch tatsächlich, es geschehen weniger Unfälle und weniger Menschen kommen zu Schaden. Das Beispiel zeigt jedoch auch, dass Bestrafung nur funktionieren wird, wenn das

Verhalten lückenlos erfasst wird und die Bestrafung konsequent und unmittelbar erfolgt. Nur gelegentliche Tempomessungen, ausfallende Messstellen oder verspätet zugestellte Bußgeldbescheide werden den Einfluss auf das Verhalten hingegen verringern. Zudem wird die Tempomessanlage selbst zu einem diskriminativen Hinweisreiz: Dort, wo sie steht, wird sie einen Effekt auf das Verhalten haben, während an allen anderen Stellen weiter gerast wird. Dies ist ein generelles Problem der Bestrafung. Das Beispiel ist auch noch in anderer Weise speziell: Im Gegensatz zu vielen anderen Anwendungen von Bestrafung ist hier klar, was das erwünschte Alternativverhalten ist: Alle Verkehrsteilnehmer:innen können es den aufgestellten Verkehrsschildern entnehmen. Doch es erfolgt keine Verstärkung dieses Alternativverhaltens.

1.7 Nachweis operanten Lernens

Lernexperimente

Um experimentell nachzuweisen, dass ein Verhalten unter operanter Kontrolle steht, wird zunächst die Basis- oder Grundrate des Verhaltens über einen gewissen Zeitraum ermittelt (A-Phase). Nur wenn eine stabile Basisrate des Verhaltens *vor* der Intervention beobachtet werden konnte, können die Effekte der Lernphase auf die Intervention zurückgeführt werden. In der Lernphase (B-Phase) werden die Konsequenzen oder die Kontingenzen auf das kritische Verhalten verändert und es wird überprüft, ob sich eine Lernkurve zeigt, zum Beispiel ob das Verhalten unter kontingenter Verstärkung zunimmt. In der dritten Phase (C-Phase) werden diese positiven Konsequenzen wieder weggelassen, und das Verhalten kehrt möglicherweise wieder auf das Niveau der Basisrate zurück (Extinktion). Die Erhebung einer Grundrate (A-Phase), die Beobachtung des Verhaltens im Verlauf unter veränderten Bedingungen (B-Phase) und die weitere Beobachtung des Verhaltens in der Phase nach Beendigung der systematisch eingesetzten Interventionselemente (C-Phase) sind wesentlicher Bestandteil der Verhaltenstherapie (vgl. Kasten und Abbildung 3).

Das ABC der Lernexperimente

A = Erhebung der Basisrate (Grundrate) durch Beobachtung, Zählen usw.

B = Lernphase (Koppelung von Konsequenzen an bestimmtes Verhalten).

C = Entfernung der Konsequenzen (Extinktion).

Man hofft in Erziehung und Therapie, dass sich erwünschtes Verhalten auch in der C-Phase auf dem in der Lernphase erzielten Niveau hält, selbst wenn keine gelegentliche intermittierende Verstärkung stattfindet. Dazu wird an-

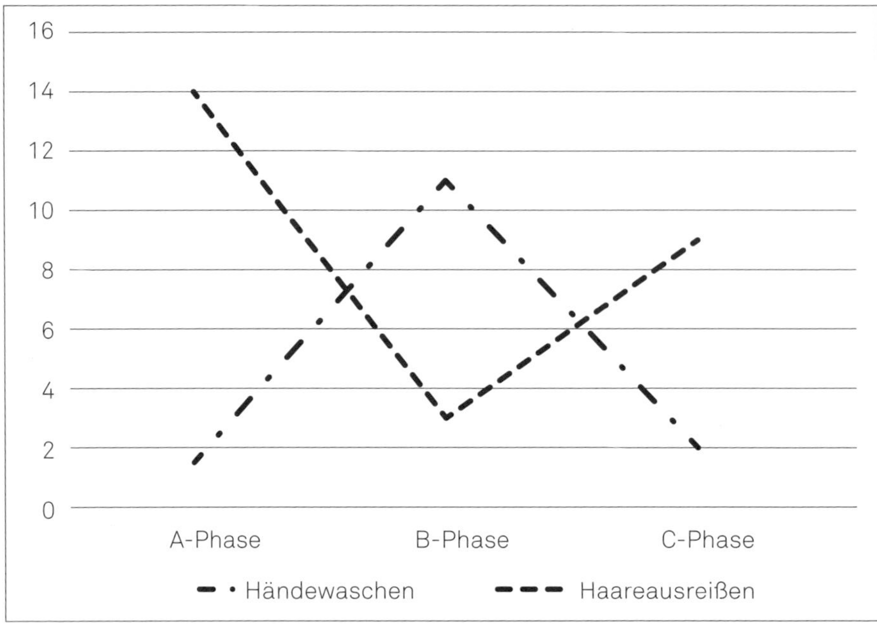

Abbildung 3: Lernexperimente am Beispiel Händewaschen und Haareausreißen (Einsatz von positiver Verstärkung (C+) bzw. Verstärkerentzug (⊄+) in der B-Phase)

genommen, dass im Verlaufe des Lernens auch andere, nämlich intrinsische und im Verhalten selbst begründete Verstärker wirksam werden. Regelmäßiges Sporttreiben kann durch soziale Unterstützung oder eine begleitende angenehme Tätigkeit (Podcast, Filme) auf dem Laufband anfangs gestartet und aufgebaut werden. Allmählich wird die körperliche Tätigkeit dann hoffentlich selbst zu einem angenehmen Erlebnis, folglich wird Sport auch ohne direktes Lob bzw. paralleles Filmeschauen aufrechterhalten. Ein anderes Beispiel: Die Ausweitung des Bekanntenkreises ist für Patient:innen mit sozialer Angst zunächst nur unter direkter Verstärkung (z.B. Lob der Therapeutin) oder Selbstverstärkung (vgl. Kapitel 3.8.10) möglich. Allmählich werden jedoch soziale Kontakte selbst zum Verstärker und weitere Verstärker (z.B. Punkte, die man bei einer bestimmten erreichten Anzahl in eine gemeinsame Aktivität umtauschen kann) werden überflüssig.

Bei aversiven Reizen (C–) ist eine Verminderung des Auftretens des Verhaltens zu erwarten. Allerdings tritt das ursprüngliche Verhalten meist wieder auf, sobald die aversiven Konsequenzen (C–) nicht mehr gegeben sind. Beispiel hierfür wäre die Änderung des Lebensstils (R=Rauchen, Alkohol trinken) nach einem schwerwiegenden gesundheitlichen Problem wie einem Herzinfarkt (C–). Diese Verhaltensänderung hält allerdings vielfach nur kurze Zeit an, falls nicht andere Verstärker für das (neue) Gesundheitsverhalten gefunden werden. So fängt die Mehrzahl der Herzinfarktpatient:innen, die zuvor regelmäßige Raucher:innen waren, kurze Zeit nach dem Infarkt und entgegen den Ratschlägen aller beteiligten Mediziner:innen das Rauchen wieder an.

1.8 Geschwindigkeit und Ausmaß des Lernens

Für die Therapie von Bedeutung ist auch die *Lerngeschwindigkeit,* definiert durch den Anstieg der sogenannten Lernkurve. Sie wird u. a. durch das zeitliche Intervall zwischen dem Verhalten (R) und den Verstärkern/Konsequenzen (C) bestimmt. Dieses zeitliche Intervall wird, wie bereits erwähnt, mit Kontiguität bezeichnet. Je unmittelbarer ein Verstärker auf ein Verhalten folgt, umso effektiver ist er. Für eine Verhaltensänderung sind also Situationen zu schaffen, in denen eine unmittelbare Verstärkung möglich ist. Werden lediglich langfristige Ziele formuliert („Ich möchte effektiver arbeiten"), und dies auch noch wenig konkret („Ich möchte ein selbstbestimmter, glücklicher Mensch werden"), so werden konkrete Verhaltensänderungen kaum zu erreichen sein. Dies ist selbstverständlich auch für eine Psychotherapie relevant. So ist zu Beginn einer Therapie ein massiertes Lernen wichtig, während später ein größerer Abstand zwischen den Interventionen sinnvoll ist. Phobische Patient:innen lernen bei massierter, kontextvielfältiger Exposition schneller, müssen aber durch selbstgesteuertes Verhalten lernen, mit wiederkehrender Furcht umzugehen. Dabei spielen auch interindividuelle Unterschiede in der Reaktion auf Verstärker eine Rolle. Menschen unterscheiden sich hinsichtlich ihrer sogenannten Belohnungssensitivität („reward sensitivity"). Als biologische Grundlage dieser individuellen Unterschiede wird die Ansprechbarkeit des dopaminergen mesocorticolimbischen Verstärkersystems angenommen.

Das *Ausmaß des Lernens* durch Verstärkung wird definiert durch das Erreichen eines Plateaus der Lernkurve. Daraus folgt für die Psychotherapie, dass nach Erreichen eines Verhaltensplateaus durch externe Verstärker diese zugunsten zunehmender Selbstverstärkung ausgeblendet werden sollten. Wirkt beispielsweise das Lob der Therapeutin als Verstärker, so muss dieses nach und nach durch andere Verstärker, z. B. Stolz auf die eigene Leistung, ersetzt werden.

Die *Reaktions- oder Verhaltensstärke* wird bestimmt durch die Auftretenshäufigkeit von Verhalten, durch die Unmittelbarkeit bzw. Latenz des Verhaltens, die Schnelligkeit der Verhaltensausführung und die Häufigkeit der erfahrenen Verstärkung. Die Verhaltensstärke bestimmt auch die Extinktionsresistenz, d. h., wie lange es dauert, bis das Verhalten verschwindet, wenn es nicht mehr verstärkt wird. Verhalten, das nach diesen Kriterien eine hohe Reaktionsstärke zeigt, ist schwieriger zu verändern als ein Verhalten mit geringer Reaktionsstärke. Dies ist vor allem bei der Psychoedukation und bei der Vorbereitung einer Intervention zu berücksichtigen, um die Motivation von Patient:innen nicht zu untergraben, keine Frustration zu erzeugen, und stattdessen Geduld und Durchhaltevermögen zu schaffen.

1.9 Besonderheiten operanten Lernens

Für verschiedene Störungen und psychologische Interventionen sind einige Besonderheiten des operanten Lernens zu berücksichtigen. Sie beziehen sich auf die drei Komponenten der Verhaltensgleichung, die Stimulusseite (S), die Reaktion bzw. das Verhalten (R) und die Konsequenzen (C).

Stimulusseite

Stimulusseite

Auf der Stimulusseite (S) sind es besonders die *Generalisierung* und die *Diskrimination,* die für eine Psychotherapie von Bedeutung sind. Alles Verhalten generalisiert mit der Zeit auf ähnliche Situationen. Der sogenannte Generalisationsgradient bezeichnet dabei die Spezifität bzw. die Vielfalt der Situationen, bei denen das Verhalten mit einer bestimmten Wahrscheinlichkeit ausgelöst wird. Dieser Gradient kann im Verlaufe der Zeit weniger steil werden, d.h., das Verhalten wird nach und nach in immer mehr Situationen gezeigt. Dies lässt sich am Beispiel des Suchtmittelkonsums beobachten: Konsumiert eine Person Cannabis anfangs nur bei wenigen Gelegenheiten, so tut sie es bald in vielen Situationen, z.B., um sich zu entspannen, den Feierabend zu genießen, im Freibad oder am Badesee, um Frustration abzubauen usw. Während ein problematisches Verhalten leicht auf andere Situationen generalisiert, generalisiert der therapeutische Erfolg in der Praxis leider nicht von selbst auf alle möglichen Stimuli (Auslösebedingungen). Das erwünschte Verhalten (Zielverhalten) muss daher in möglichst vielen unterschiedlichen Situationen und unter vielfältigen Reizbedingungen eingesetzt werden und dort auch (anfangs kontingent, später intermittierend) Verstärkung erfahren. Dies erfordert von den Therapeut:innen Kreativität und Spürsinn beim Finden von noch nicht ausreichend verwendeten Stimuli und Situationen.

In einer Psychotherapie findet meist Unterscheidungslernen oder gar ein Diskriminationstraining (vgl. Kapitel 3.8.6) statt. Es werden Reize (S^{Δ}) eingeführt, bei denen ein verstärktes Verhalten nicht gezeigt werden soll, während unter anderen Stimulusbedingungen (S^{D}) dasselbe Verhalten möglich ist. So lernen Kinder beispielsweise, dass sie im Freundeskreis oder mit ihren Geschwistern auch mal herumalbern dürfen, nicht aber im Schulunterricht. Jugendliche lernen, dass Kaugummi kauen während eines Vorstellungsgesprächs bzw. im Unterricht unpassend, in der Pause aber in Ordnung ist. Wir alle wissen, dass Lachen während einer Beerdigung für die Trauernden eine Beleidigung darstellt, doch beim Leichenschmaus hinterher üblich ist. Dieses Unterscheidungslernen ist für die Persönlichkeitsentwicklung wichtig und wird gezielt zum Beispiel beim Training sozialer Kompetenz (vgl. Kapitel 3.8.4) und dem Kommunikationstraining (vgl. Kapitel 3.8.5) eingesetzt.

Verhaltensseite

Verhaltensseite

Auf der Verhaltensseite (R) geht es in der Psychotherapie auch um den Erwerb der Fähigkeit des *Erlernens des Lernens* (Lern-Set oder Meta-Lernen) und um *Dispositionen,* die Lernen behindern bzw. erleichtern. Wenn neues Verhalten während einer Psychotherapie erworben wird, so geht es häufig nicht nur darum, eine bestimmte Fertigkeit zu erwerben. Ziel ist es meist auch, Strategien zum Lernen zu erwerben, um in neuen Situationen angemessenes Verhalten zeigen zu können. Dieses Meta-Lernen (Lern-Set) hilft Patient:innen nicht nur, ein bestimmtes Problem zu lösen, sondern zu lernen, wie generell an Probleme heranzugehen ist. Damit sollen selbstständig noch unbekannte, zukünftige Schwierigkeiten und Konflikte bewältigt werden können. Ähnlich sollte Patient:innen geholfen werden zu lernen, wie eine Problem-, Verhaltens- und Situationsanalyse durchgeführt wird. Hierdurch kann Wissen über das eigene Verhalten und über das Verhalten von anderen erworben werden, das auf vielfältige andere Schwierigkeiten angewendet werden kann, um ggf. Veränderungen einzuleiten. Auch im Rahmen der Kommunikationstherapie (vgl. Kapitel 3.8.5) geht es letztlich nicht nur um Veränderung von aktuellem Interaktionsverhalten, sondern auch den Erwerb eines Sets von hilfreichen Kommunikationsfertigkeiten, die auf viele andere Situationen anwendbar sind.

Abergläubisches Verhalten

Daneben gibt es *unerwünschtes Verhalten,* etwa abergläubisches Verhalten, das Skinner zum Beispiel auch bei Tauben experimentell erzeugen konnte. Abergläubisches Verhalten folgt aus einer zufälligen Verstärkung einer Verhaltensweise, d.h., wenn auf ein bestimmtes Verhalten zufällig ein positives Ereignis folgt, dieses Ereignis aber vollkommen unabhängig vom Verhalten ist. Es können dann falsche, oft gar nicht bewusste „Kausal-Vermutungen" über eine mögliche Reiz-Reaktions-Verbindung entstehen, d.h. die Vermutung, dass das Verhalten das Ereignis herbeigeführt hat. Erlebe ich zum Beispiel, dass mein sonst wenig erfolgreicher Sportverein gewinnt, während ich meinen himmelblauen Pullover trage, dann trage ich beim nächsten Spiel absichtlich wieder denselben Pullover. Gewinnt meine Mannschaft erneut, dann behalte ich dieses Muster bei, ohne darüber nachzudenken, dass es sich dabei um ein zufälliges Zusammentreffen von zwei Bedingungen handelt. Verliert meine Mannschaft die nächsten zwei Spiele, bei denen ich nicht dabei sein konnte, gewinnt dann aber wieder ein Spiel, bei dem ich mit meinem himmelblauen Pullover dabei bin, entsteht schnell ein abergläubisches, irrationales Verhaltensmuster. Ähnlich funktioniert auch die Entstehung von Sicherheitsverhalten bei vielen Phobiker:innen und Panikpatient:innen und das Hängen an einem Glücksbringer (Talisman). Auch auf die Entwicklung von Verhaltenssüchten, z.B. Glücksspielabhängigkeit, lässt sich dieser Lernmechanismus übertragen (Müller et al., 2018). Wähle ich beim Glücksspiel eine bestimmte Spielstrategie (R) oder spiele nur an einem bestimmten Automaten (S-R-Verbindung) und gewinne, dann entwickelt sich schnell ein Aberglaube dahingehend, dass mein Verhalten auf das Ergebnis (Gewinn, C+) Einfluss hat. Da das Glückspiel, der Glücksbringer oder der Erfolg der Sportmannschaft unter einer Kontingenz mit variabler Quote von C+ gelernt werden (d.h. intermittierend verstärkt werden), erweist sich abergläubisches Verhalten als überaus resistent.

Preparedness

Nicht alle S-R-Verbindungen lassen sich (leicht) lernen bzw., wenn sie doch gelernt werden, können sie rasch wieder verlernt (vergessen) werden. Das Konzept der „Preparedness" erklärt diese meist mit biologisch bedingten Lerndispositionen. Ebenso wie bei der Disposition, auf bestimmte biologisch wichtige Reize wie etwa Geschmack mit starken, lang dauernden physiologischen und subjektiven Reaktionen zu antworten, sind auch bestimmte Verhaltensweisen mehr oder weniger leicht zu erlernen. Eine besonders gut vorbereitete („prepared") S-R-Verbindung ist das Nahrungsvermeidungslernen: Reagieren wir auf den Konsum einer bestimmten Speise mit Übelkeit und Übergeben, so reicht in aller Regel schon ein einziger Lerndurchgang („one-trial learning"), um die Speise in Zukunft zu vermeiden.

Beispiel: Preparedness

Der Psychologe Martin Seligman war – so erzählt er – einmal zu einem opulenten Abendessen eingeladen. Es gab dort u.a. Rindersteak mit Sauce Bernaise, doch auch zahlreiche andere Speisen, gute, geschmackvolle Weine, Musik, interessante Gespräche in einem beeindruckenden historischen Saal. In der darauffolgenden Nacht wachte er mit Magenkrämpfen und Übelkeit auf. Er musste sich erbrechen, und es dauerte eine ganze Zeit, bis er weiterschlafen konnte. Einige Tage später war er erneut zum Essen eingeladen. Auf die auch dort servierte Soße (Sauce Bernaise) reagierte er sofort mit Übelkeit, Brechreiz und Vermeidung. Auf das Steak, den Wein, die Musik, die vielen Menschen, die Gespräche reagierte er jedoch nicht mit Übelkeit, obgleich diese Stimuli bei beiden Gelegenheiten präsent waren.

Diese Anekdote ist ein typisches Beispiel für das Nahrungsvermeidungslernen: Nur Speisen werden mit der Übelkeit assoziiert, nicht aber die Musik, die Gespräche und die Umgebung. Auch das bereits häufig verspeiste Steak, welches schon viele Male ohne unangenehme Folgen verzehrt wurde, wird nicht mit der Übelkeit in Verbindung gebracht, sondern nur die bisher eher selten gewählte Sauce Bernaise. In diesem Fall bedauerlich, evolutionär gesehen jedoch überlebenswichtig!

Der Lernmechanismus funktioniert selbst wider besseres Wissen: Obwohl Krebspatient:innen wissen, dass ihre Übelkeit von den verabreichten Zytostatika ausgelöst wird, entwickeln sie häufig eine starke Abneigung gegen Speisen, die sie während der Behandlung zu sich genommen haben. Händigkeit wäre ein Beispiel für eine andere Form der Preparedness, eine motorische Disposition, die heutzutage erfreulicherweise berücksichtigt wird, wenn Linkshänder das Schreiben mit der linken Hand erlernen dürfen. Auch Temperamentsunterschiede wie etwa Impulsivität, Angstsensitivität oder die Fähigkeit zum Belohnungsaufschub nehmen Einfluss auf das Lernen. So konnte schon Eysenck (1961) zeigen, dass Menschen mit einem hohen Neurotizismuswert sehr viel leichter bzw. schneller auf negative Reize zu konditionieren sind und die einmal erworbene Situations-Reaktions-Verbindung bei ihnen schwerer wieder zu löschen ist. Diese Dispositionen werden unter der O-Variable im SORKC-Modell eingeordnet. Sie stellen limitierende bzw. erleichternde Bedingungen für den Erwerb neuer Denk- und Verhaltensweisen dar.

Konsequenzenseite

Auf der Konsequenzenseite ist neben den bereits dargestellten Einflüssen der Kontrasteffekt zu berücksichtigen. Außerdem geht es um die Wirkung von Verstärkern, die nicht kontingent auf ein Verhalten folgen und die damit ihre verhaltenssteuernde Funktion verlieren.

Kontrasteffekt

Der Kontrasteffekt (auch „extinction burst" genannt) ergibt sich aus bestimmten Kontingenzen zwischen Verhalten (R) und Konsequenzen (C). Der Wegfall bzw. das Ausbleiben von erwarteter Verstärkung führt meist zu einer Steigerung der Verhaltensrate, vor allem, wenn das Verhalten zuvor variabel intermittierend verstärkt wurde. Dieser Kontrasteffekt stellt bei der Extinktion einer unerwünschten Verhaltensweise ein großes, aber vorhersehbares Problem dar. So müssen beispielsweise in einem Elterntraining die Eltern auf die zunächst unerwünschten Effekte ihres veränderten Verhaltens vorbereitet werden: Wenn sie beginnen, unerwünschtes Verhalten zu ignorieren, wird das Verhalten vermutlich erst einmal zunehmen, bevor es abnimmt. Der Kontrasteffekt lässt sich aber durch die oben beschriebene differenzielle Verstärkung verringern. Auch bei der Paartherapie und dem Kommunikationstraining spielt der Kontrasteffekt oft eine Rolle. Sobald nämlich entsprechend den therapeutischen Vorgaben das störende Verhalten (z. B. Losheulen, Jammern) des Partners ignoriert und damit gelöscht werden soll (durch Ausbleiben von Zuwendung, also C̸+), wird dieses Verhalten möglicherweise zunächst erst einmal zunehmen, bevor es zurückgeht und eventuell ganz verschwindet.

Strengthening, Pleasing

Die Differenzierung von Verstärkern wurde bereits von Skinner (1988) angesprochen. Er beklagte, dass Verstärker in unserer Kultur zunehmend nicht kontingent, d.h. unabhängig vom vorausgehenden Verhalten, erreicht werden können. Wir erhalten „Belohnungen" (z.B. finanzielle Hilfen) auch unabhängig von unserem Verhalten. Wir erfahren häufig keine unmittelbaren negativen Konsequenzen für unser Fehlverhalten (z.B. bei Energieverbrauch oder bei Umweltverschmutzung). Verstärker (oder allgemein Konsequenzen) wirken daher weniger verhaltenssteuernd, sie bekräftigen bzw. belohnen also nicht mehr eine Anstrengung („strengthening"), sondern bekräftigen lediglich kurzfristig Vergnügen („pleasing"). Ob dies lediglich die Meinung eines alternden Forschers ist oder doch zu Erziehungs- und Verhaltensproblemen führt, bleibt unklar. In einer Psychotherapie ist es auf jeden Fall immer wichtig und notwendig, die Kontingenzen zwischen Verhalten bzw. Verhaltensproblemen und deren Konsequenzen zu beachten und transparent zu machen.

1.10 Initiierung erwünschten Zielverhaltens

Nach dem operanten Modell lassen sich verschiedene Bedingungen für die Initiierung bzw. Ausführung von Verhalten bzw. einer ersten Reaktion aufzeigen. Ohne Ausführung eines Verhaltens, auch wenn es noch nicht dem Zielverhalten entspricht (vgl. Kapitel 3.1), kann keine Verhaltenskonsequenz (z.B. Verstärkung) einsetzen und auch Lernen kann nicht stattfinden. In der Psychotherapie wird deshalb die individuelle, funktionale (Mikro-)Verhaltensanalyse dazu genutzt, diese Zusammenhänge zu erkennen, um sie dann unter Einsatz ausgewählter Interventionen systematisch zu beeinflussen.

Veränderungsmotivierung

Die Erhöhung der Motivation zur Veränderung (Änderungsmotivation) kann durch verschiedene operante Maßnahmen erreicht werden (Hötzel & von Brachel, 2022). Der Abbau früher gelernter Verhaltensweisen kann zum Beispiel durch Extinktion störenden Verhaltens angestrebt werden, indem dieses Verhalten ignoriert wird (Wegnahme von C+), um Raum für neues, konstruktives Verhalten zu schaffen. Prompting findet statt, wenn eine Psychotherapeutin einen höhenängstlichen Patienten begleitet oder gar an die Hand nimmt, um mit ihm ein Kaufhaus oder einen gläsernen Aufzug zu betreten. Die Imitation eines Modells wird vielfach in der Psychotherapie und Rehabilitation eingesetzt, wenn Modellfilme vorgeführt und besprochen werden, um komplexes Verhalten bzw. Verhaltensabläufe zu fördern. Modelllernen wird auch in der Gruppenpsychotherapie genutzt, z.B. mit Patient:innen, die an einer Bipolaren Störung leiden (Hautzinger & Meyer, in Vorb.) oder massives Aufschiebeverhalten zeigen (Prokrastination; Höcker et al., 2022), oder um schwer traumatisierte Gewaltopfer zur Überwindung der Posttraumatischen Belastungsstörung für eine Psychotherapie zu motivieren[1]. Es hat sich gezeigt, dass vor allem Personen als Modelle geeignet sind, die Patient:innen ähnlich sind bzw. mit ähnlichen Schwierigkeiten zu kämpfen haben. Im Rahmen der Behandlung von Substanzabhängigkeit wird „Motivational Interviewing" zum Aufbau von Veränderungsmotivation eingesetzt. Die verbale Instruktion ist zweifellos als initiale Anleitung wirksam, etwa bei der Aufmerksamkeitslenkung und der Konzentrationsförderung, doch auch beim sozialen Kompetenztraining (Stenzel & deVeer, 2021). Neugier und Interesse sind die Voraussetzungen dafür, dass eine Person aktiv wird und ein Verhalten zeigt. Dieser grundlegende Aspekt menschlicher Natur hat zu Erfindungen, Entdeckungen, Beziehungen und neuen Erfahrungen geführt. Eng verbunden mit Neugier ist das (spielerische) Erproben von neuem Verhalten, dabei spielen Versuch und Irrtum eine zentrale Rolle. Die Strukturierung der Umgebung (der Reizbedingungen S) dient dazu, ablenkende oder störende Reize, die unerwünschte Verhaltensweisen begünstigen, so weit wie möglich zu eliminieren. Der aufgeräumte, nahezu leere Schreibtisch ist ein Beispiel für solch eine Strukturierung der Umgebung, die Arbeitsverhalten bei Lern- und Leistungsstörungen oder auch bei Prokrastination erleichtert. Ein weiteres Beispiel ist die Gestaltung der Umgebung, um gesundes Ernährungsverhalten bei Adipositas zu fördern. Soziale Verabredungen regen zu körperlicher Aktivität an, etwa ein gemeinsamer Waldlauf oder regelmäßige Lauftreffen oder Fahrradtouren.

Interventionen zur Initiierung bzw. Ausführung von Verhalten

- Erhöhung der Veränderungsmotivation (Anreize),
- Reduktion früher gelernter (störender) Verhaltensweisen,
- Lenkung der erwünschten Reaktion (Prompting),
- Modellvorgabe, Imitation eines positiven Modells,
- verbale Instruktion, Anweisung, lautes Vorsprechen,
- Versuch und Irrtum („trial and error"),
- Strukturierung der Umgebung, erleichternde Bedingungen.

1.11 Reduktion von Verhalten

Bestrafung schwächt Verhalten

Bestrafung erzeugt kein neues Verhalten, es unterdrückt existierendes Verhalten (vgl. Kapitel 3.5). Bestrafung kann Verhalten reduzieren bzw. so lange kontrollieren, wie die Strafreize präsent sind. Bestrafung verliert sofort seine Wirkung, wenn Vermeidung möglich wird oder wenn Bestrafung nicht mehr

1 Z. B. https://www.youtube.com/playlist?list=PLjQMEeEDuy2sm3w50Wd-mGuzIsuwv5gCU

appliziert werden kann. Bestrafung sollte daher nur eingesetzt werden, wenn es unbedingt notwendig ist und um Raum für erwünschtes, positiv verstärktes Alternativverhalten zu schaffen. Falls Bestrafung indiziert ist, so sollten unter psychotherapeutischen Gesichtspunkten einige Regeln (vgl. Kasten „Prinzipien beim Einsatz von Bestrafung“ auf Seite 72–73 in Kapitel 3.5) beachtet werden. Bestrafung sollte beispielsweise niemals der Person, sondern nur dem spezifischen Verhalten gelten. Bestrafung kann zur Verhaltensabschwächung eingesetzt werden, etwa um Risikoverhalten oder selbstschädigendes Verhalten (Kopf gegen die Wand schlagen) bzw. extrem störendes Verhalten (z. B. Kot schmieren) zu reduzieren. Bestrafung sollte kontingent, immer und lückenlos erfolgen. Bestrafung birgt immer die Gefahr, dass Vermeidung (z. B. Verheimlichen, Lügen, aus dem Weg gehen) entsteht. Ein typisches Beispiel hierfür sind Kinder, die ihre schulischen Probleme zu Hause verheimlichen, um einer Strafe zu entgehen, oder Patientinnen mit Anorexia nervosa, die vor dem Wiegen viel Wasser trinken, um eine Gewichtszunahme vorzutäuschen. Generell sollte die bestrafte Person nicht den Eindruck bekommen, als Person abhängig zu sein von Konsequenzen, die durch andere definiert werden. Vielmehr sollte sie wissen, mit welchem Verhalten sie selbst diese negativen Konsequenzen ausgelöst hat und mit welchem Alternativverhalten sie stattdessen positive Konsequenzen bewirken kann.

Probleme von Bestrafung

Die problematischen bzw. unerwünschten Effekte der Bestrafung machen deutlich, dass bei dieser therapeutischen Maßnahme besondere Vorsicht notwendig ist. Direkte Bestrafung unterdrückt störendes Verhalten, wodurch die strafende Person negativ verstärkt wird und so die Tendenz entwickelt, zunehmend auf diese Form der Verhaltenssteuerung zurückzugreifen. Vielfältige Beispiele aus der Erziehung bestätigen diese Zunahme des Rückgriffs auf Strafe als Konsequenz. Auch in der sozialen Interaktion und partnerschaftlichen Kommunikation lässt sich dieser Prozess aufzeigen. Wir sprechen von einem „coercive process“ (Zwangsprozess), der entsteht, wenn die Person (z. B. Partnerin, Kind) zunehmend bestraft wird, wenn sie die erwünschte Verhaltensweise nicht zeigt bzw. die Verhaltensänderung nicht eintritt. Zudem unterschätzen Strafende in der Regel die Intensität und die Strenge der Bestrafung. Dies kann körperverletzende bzw. traumatisierende Folgen bei den Bestraften haben. Bei Bestrafung entstehen Emotionen, etwa Befriedigung, Stolz, Machterleben beim Strafenden und Furcht, Hass, Demütigung, Selbstzweifel beim Bestraften, die das Verhältnis zwischen beiden „vergiften“, und auch die Rolle in einer sozialen Gruppe stören können. Es findet außerdem Modelllernen statt, indem ein strafendes Modell, das mit Macht ausgestattet ist, imitiert wird und das strafende Verhalten vom Bestraften gegenüber anderen eingesetzt wird (oft mit positiven Konsequenzen). Die Gleichzeitigkeit von Strafreizen (z. B. Ohrfeige, Anbrüllen) und positiven Reizen (z. B. Körperkontakt, Zuwendung) kann den Strafreiz zum diskriminativen Stimulus (S^D) für Verstärkung machen, vor allem wenn diese sonst nicht erreichbar ist.

Schließlich erfordert Bestrafung das häufig Unmögliche: eine fortwährende Überwachung, um Ausweichen und Vermeidung zu verhindern. Ebenso ist eine unmittelbare, konsistente Anwendung von Strafe oft nicht möglich.

1.12 Neuronale Grundlagen des operanten Lernens

Aus neurobiologischer Perspektive bedeutet Lernen einen ständigen Auf- und Umbau von Neuronen im Kortex. Neugeborene kommen mit ca. 100 Milliarden Neuronen zur Welt, die jedoch nur lose miteinander verknüpft sind. Bereits am Ende des ersten Lebensjahres verdreifacht sich die Hirnmasse u. a. durch Synapsenbildung und Vernetzung. Am Ende des dritten Lebensjahres zeigt sich bereits ein dichtes Netzwerk von Neuronenpopulationen im Kortex. Die Anzahl an Synapsen spiegelt Lernen wider und erreicht im Erwachsenenalter 300 bis 400 Milliarden pro Kubikzentimeter. Lernen ist ein komplexer Prozess, der im Gehirn vielschichtig stattfindet. Es werden Neuronenverbände plastisch miteinander vernetzt, sodass sich Netzwerke und Systeme bilden. Lernerfolg kann als Generierung und Modulation synaptischer Verbindungen verstanden werden. Das im Zentrum des Gehirns befindliche System aus Thalamus, Hypothalamus, Hippocampus, Amygdala, Gyrus cinguli und Insula ist für Informationsaufnahme und mögliche Weiterleitung bzw. Weiterverarbeitung verantwortlich. Jeder neue Reiz passiert als erstes dieses komplexe System, bevor er an den Kortex weitergeleitet wird. Ankommende Reize werden u. a. als bekannt oder unbekannt, wichtig oder unwichtig und angenehm oder unangenehm bewertet. Sobald das Lernen emotional positiv konnotiert ist, haben Netzwerkmodulationen stattgefunden. Das Gehirn hat sich neu verknüpft (Roth & Strüber, 2017).

Amygdala, Insula, Striatum

Aus Studien am Tiermodell ergeben sich Belege dafür, dass beim operanten Lernen die relevante Verknüpfung die Verbindung zwischen Stimulus und Reaktion zu sein scheint (Donahoe & Vegas, 2004). Operantes Lernen lässt sich in unterschiedlichen Hirnstrukturen verorten. So konnte gezeigt werden, dass u. a. den präfrontalen Kortexarealen, der Amygdala und der Insula besonders wichtige Rollen zukommen. Bei der Vorhersage zukünftiger Belohnung und der Abspeicherung von Informationen über die belohnenden Ergebnisse von Handlungen werden unterschiedliche Bahnen des ventralen und dorsalen Striatums genutzt (O'Doherty et al., 2004).

HIP, BAL, ILmPFC

Beim Extinktionslernen (Hamm et al., 2017) interagieren drei Schlüsselregionen, nämlich der Hippocampus (HIP), der infralimbische, mediale präfrontale Kortex (ILmPFC) sowie der basolaterale (BAL) und der zentrale Kern (CeA) der Amygdala. Dieser Schaltkreis der Extinktion mit inhibitorischen Interneuronen (ICM) ist in Abbildung 4 dargestellt.

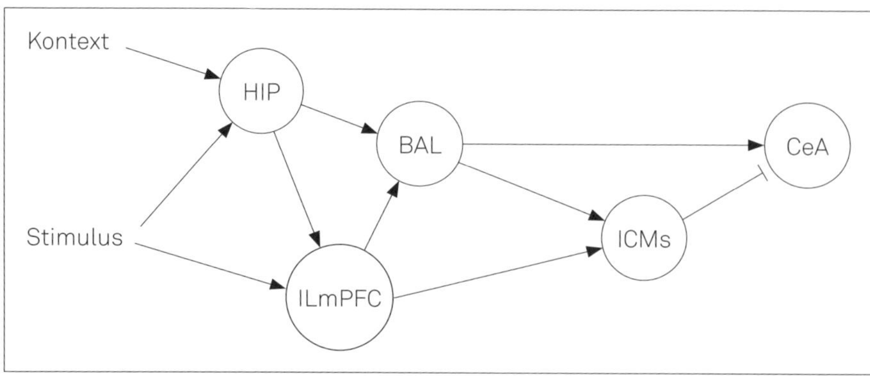

Abbildung 4: Neuronaler Schaltkreis der Extinktion (nach Hamm et al., 2017)

1.13 Bedeutung operanter Verfahren

Experimentelle Begründung, erfolgreiche Interventionen

Die Ursprünge der Verhaltenstherapie gründen sich auf die Sicht von psychischen Störungen als Verhaltensprobleme und auf die experimentelle Analyse von Verhalten. Operante Prinzipien bieten zum einen Erklärungsmodelle für relevante Aspekte vieler Störungen. Darunter fallen zum Beispiel der Verstärkerverlust bei Depression, positive Verstärkung bei Substanzkonsum, Aggression und dissozialem Verhalten oder Vermeidung bei der Aufrechterhaltung von Angststörungen. Zum anderen wurden unter diesem experimentellen Paradigma Therapieverfahren entwickelt, die in überprüfbarer Weise eine Vielzahl von Störungen des Verhaltens und Erlebens wirksam behandeln können (vgl. Kapitel 3).

2 Diagnostik und Indikation

Analyse der Reiz-Reaktions-Konsequenzen-Verbindung

Traditionelle Psychotherapie (auch die Kognitive Therapie) sucht nach Erklärungen für psychische Störungen und deren Veränderung „inside the head" (Emotionen, Erinnerungen, Aufmerksamkeit, Informationsverarbeitung, Einstellungen, Schemata, Prägungen). Verhaltensorientierte Wissenschaftler:innen und Kliniker:innen, die dem operanten Lernparadigma verbunden sind, suchen hingegen nach Erklärungen für psychische Störungen und deren Veränderung im Zusammenspiel von Person und sozialer bzw. physischer Umwelt (Reiz – Reaktion – Konsequenzen, SORKC-Modell). Entsprechend ist die Diagnostik geprägt von

1. einer möglichst präzisen Definition, Beschreibung und Erfassung offenen Verhaltens durch Verhaltensbeobachtung;
2. einer funktionalen Analyse der Bedingungen und Konsequenzen, die das Problemverhalten steuern (kontrollieren);
3. der Nutzung von Verstärkerlisten, um individuelle Werte und positive Aktivitäten sowie vielfältige sekundäre Verstärker zu erfassen;
4. einer kontinuierlichen Evaluation der Verhaltensänderungen, u.a. durch Verhaltensbeobachtung.

2.1 Indikation

Operantes Lernen ist ubiquitär und daher bei jeder Verhaltensäußerung beteiligt. Entsprechend sind operante Prinzipien auch bei jeder psychischen und somatischen Störung anzutreffen und zu analysieren, und gegebenenfalls muss die Reiz-Reaktions-Beziehung durch Manipulation der Konsequenzen verändert werden. Krasner formuliert in behavioristischer Radikalität:

> *„Selbst wenn das Verhalten des Menschen durch innere vermittelnde Geschehnisse, wie Bewusstsein, Denken, Triebe, Angst oder Einsicht bestimmt wird ..., können diese Geschehnisse von äußeren Reizen manipuliert werden, sodass im Grunde diese Reize im Wesentlichen unser Verhalten bestimmen."*
>
> Krasner (1965, S. 22)

Vielfältige Anwendungen

Breite Anwendung finden operante Verfahren in der Arbeit mit Kindern, Jugendlichen und Familien. Auch in Einrichtungen, die sich um kognitiv eingeschränkte Patient:innen unterschiedlichsten Alters kümmern, spielen Stimuluskontrolle, Verhaltenstrainings und positive Verstärkung eine zentrale therapeutische Rolle. Heute ist eine psychiatrische bzw. forensische Klinik kaum mehr denkbar, die bei der Arbeit mit schweren chronischen Depressionen, Substanzabhängigkeiten, Persönlichkeitsstörungen, Essstörungen und Psychosen nicht auf Prinzipien operanter Verhaltenssteuerung zurückgreift. In der Verhaltensmedizin (Psychosomatik) ist die funktionale Analyse von somatischen bzw. biologischen Bedingungen, Reizen bzw. Stimuli, Gewohnheiten bzw. Verhaltensmustern und deren Folgen zentral für die Therapieplanung sowie wesentliche Voraussetzung für eine Gesundung. Schließlich sind die Wirkmechanismen bei Bio- bzw. Neurofeedback (Martin & Schmidt, 2023) und virtueller Realität (Wechsler & Mühlberger, in Vorb.) vor allem operante Prinzipien. Sie werden zum Beispiel bei der Behandlung von Schmerz, Bruxismus, Inkontinenz, Epilepsie und Skoliose, bei der Überwindung von Aufmerksamkeitsdefiziten, bei der Konzentrationsförderung, der Erregungssteuerung, der Wiedererlangung motorischer Fertigkeiten nach Schlaganfall, und bei der Behandlung von Angststörungen und Depressionen verwendet. Wenn diese Aufzählung den Eindruck vermittelt, dass operante Prinzipien mehr oder minder bei allen Störungsbildern eingesetzt werden, dann ist der Eindruck nicht irreführend.

2.2 Verhaltensbeobachtung

Direkte Beobachtung zentral

Menschen sind in der Lage, ihr eigenes Verhalten zu beobachten. Daher sind Kliniker:innen häufig versucht, ihre Patient:innen einfach zu fragen, wie sie sich verhalten. Die Versuchung ist besonders groß, wenn es um Verhalten geht, das nicht unmittelbar beobachtet werden kann. Die Ergebnisse sind jedoch enttäuschend. Wiederholt wurde nachgewiesen, dass Eigenberichte und objektive Messungen große Diskrepanzen aufweisen. Fragt man beispielsweise Männer, ob sie Milch und Zucker in den Kaffee nehmen, und vergleicht ihre Aussagen mit denen ihrer Lebenspartner:innen, so ergibt sich eine Diskrepanz von 22 % (Pinneau & Milton, 1958). Hier spielen sowohl die Schwierigkeit, eigenes Verhalten zu beobachten und sich später daran zu erinnern, als auch die Tendenz zu sozial erwünschten Antworten eine Rolle. Für den Nachweis einer Reiz-Reaktions-Konsequenzen-Verbindung reichen Interview- und Fragebogendaten daher nicht aus. Stattdessen braucht es die direkte Beobachtung des Verhaltens (R) sowie der vorausgehenden (S) und der nachfolgenden (C) Bedingungen. Diese Beobachtung stellt seit den Anfängen eine zentrale diagnostische Methode operanter Ansätze dar.

Es lassen sich mindestens drei Formen der Verhaltensbeobachtung, die im klinischen Rahmen eine Rolle spielen, unterscheiden:

- Fremdbeobachtung bzw. teilnehmende Beobachtung,
- Selbstbeobachtung,
- Beobachtung unter Anwendung von Messinstrumenten.

Fremdbeobachtung findet durch Angehörige (Eltern, Partner:in), Kliniker:innen (Psychotherapeut:innen) oder geschulte Beobachter:innen statt. Zu den Vorteilen zählt, dass das interessierende Verhalten direkt und ausgiebig in der natürlichen Umwelt oder auch im klinisch-experimentellen Rahmen beobachtet werden kann. Beobachter:innen erleben das Verhalten aus nächster Nähe mit, registrieren es jedoch aus einer Perspektive, die sich von der des Handelnden unterscheidet. Dabei ergeben sich jedoch auch zahlreiche Probleme: Beobachter:innen können das zu beobachtende Verhalten beeinflussen. Beobachter:innen sind nicht frei von Erwartungshaltungen gegenüber den zu beobachtenden Personen bzw. deren Verhalten. Ferner ist ein Verhaltensstrom (selbst im Labor) hoch komplex, was eine Eingrenzung auf Beobachtungseinheiten, Beobachtungszeitfenster und Beobachtungskategorien erforderlich macht. In der Vorbereitungsphase muss festgelegt werden, wer die Verhaltensbeobachtung durchführt, was beobachtet werden soll, wie (in welcher Form, in welchem örtlich-zeitlichen Rahmen) und mit welchen Hilfsmitteln die Beobachtung erfolgt (Echelmeyer, 2021). Ein Beispiel für eine Fremdbeobachtung partnerschaftlichen verbalen Interaktionsverhaltens mittels Kategoriensystem ist im folgenden Kasten dargestellt.

Kurzfassung des Kategoriensystems zur Beobachtung von Verbalverhalten depressiver und nicht depressiver Sozialpartner:innen (Hautzinger et al., 1982)

Fremdbeobachtung mittels Kategoriensystemen

- Affektive Lautbildung (1 positiv, lachen; 2 negativ, weinen)
- Verbalisierung somatischen und psychischen Befindens (3 positive Befindensäußerung; 4 negative Befindensäußerung)
- Selbstbewertung (5 positiv; 6 negativ)
- Zukunftserwartungen (7 positiv; 8 negativ; 9 neutral)
- Bewertende Äußerung über Partner:in und die Beziehung (10 positiv; 11 negativ; 12 neutrale Informationen über Partner:in)
- Stellungnahmen zu Äußerungen des:der Partner:in (13 positiv; 14 negativ; 15 Initiative bezüglich beider oder des:der Sprechenden; 16 Befehle, kategorische Aufforderungen, Anweisungen, Instruktionen an Partner:in)
- Hilfe, Trost, Entschuldigung (17 dem:der Partner:in anbieten; 18 von dem:der Partner:in erbitten)
- Fragen (19 allgemein; 20 nach psychischem und physischem Befinden des:der Partner:in; 21 Floskeln, sinnfreie Verbalisierungen; 22 Anlauf)
- Allgemeine, ich- und wir-bezogene Informationen (23 positiv; 24 negativ; 25 neutral)
- Informationen über Dritte (26 positiv; 27 negativ; 28 neutral)

KPI

Beobachtungen der partnerschaftlichen Interaktion lassen sich mit dem „Kategoriensystem partnerschaftlicher Interaktion“ (KPI; vgl. Tabelle 2), welches von Hahlweg et al. (1979) zur systematischen Analyse dyadischer Kommunikations- und Problemlöseprozesse entwickelt wurde, vornehmen. Ergebnis ist ein lückenloses Verhaltensprofil (z. B. eines Ehepaares).

Tabelle 2: Kategoriensystem partnerschaftlicher Interaktion (KPI; Hahlweg et al., 1979)

Verbalverhalten/ Inhalte	Akzeptanz von anderen	• „Ich weiß, wie schwer es dir fällt, morgens so früh aufstehen zu müssen." • „Das klingt so, wie wenn du überwältigt bist."
	Zustimmung	• „Das ist eine gute Idee." • „Du hast recht, wir machen es so, wie du sagst." • „Toll, ich bin begeistert."
	Kritik	• „Deine Vorschläge machen mich ärgerlich." • „Du treibst mich auf die Palme." • „Ich komme heim und es sieht aus wie auf einer Müllhalde."
	Widerspruch, Nicht-Übereinstimmung	• „Das stimmt nicht." • „Dein Vorschlag ist unbezahlbar." • „So werden wir nie fertig."
	Rechtfertigung	• „Ich konnte nicht anders." • „Das Unwetter hat die Bahn lahmgelegt." • „Es war zu viel zu tun."
	Meta-kommunikation	• „Kannst du das nochmal wiederholen?" • „Ich habe noch nicht verstanden, worum es geht."
	Negative Lösungsvorschläge	• „Dann schmeißen wir halt alles hin." • „Dann spring doch ins Wasser."
	Problem-beschreibung	• „Das ist wirklich ein Dilemma mit den Impfauflagen." • „Wir können nicht gleichzeitig bei deinen und bei meinen Eltern sein."
	Positive Lösungsvorschläge	• „Wie wäre es, wenn wir dieses Weihnachten bei deiner Familie verbringen und das Jahr drauf dann bei meiner Familie?"
	Selbsteinbringung	• „Ich hoffe die Therapie hilft dir." • „Ich bekomme Angst, wenn du dich ohne Nachricht verspätest."
Nonverbales Verhalten	• Negativ • Neutral • Positiv	

Mit einem solchen Kategoriensystem kann das Interaktionsmuster wechselseitiger Belohnung (Verstärkung) bzw. Bestrafung dokumentiert werden. Dazu können die Häufigkeit entsprechender Kategorien ausgezählt werden. Es kann jedoch auch der Verlauf der Interaktion zweier Personen über die Zeit dokumentiert werden (vgl. Abbildung 5). Dabei zeigt sich zum Beispiel, dass es auch bei Paaren ohne Partnerschaftskonflikte vorkommt, dass auf Kritik und negative Äußerungen der einen Person die andere Person durchaus mit Kritik und negativen Äußerungen reagiert. Allerdings beenden diese Paare typischerweise nach fünf bis sieben Interaktionen diesen bestrafenden Verhaltensaustausch, während Paare mit Partnerschaftsproblemen und Disharmonie sehr viel länger (mehr als dreimal so lang) negativ und bestrafend aufeinander eingehen.

Selbstbeobachtung

Das Logbuch von Schiffen und das persönliche Tagebuch sind sehr alte und weit verbreitete Methoden der Aufzeichnung von *Selbstbeobachtungen* (Kanfer, 1970). Die auf diese Weise festgehaltenen Informationen sind von großer Vielfalt und wenig systematisch. Diese Schwierigkeiten können überwunden werden, indem man die Beteiligten (Patient:innen) bittet, bestimmte Verhaltensweisen (auch Gedanken und Emotionen) gemäß bestimmten Regeln zu notieren. So können Verhaltensweisen jedes Mal dann festgehalten werden, wenn sie auftreten (Strichlisten oder Zähluhren) oder es werden bestimmte Zeiträume definiert, während derer ein bestimmtes Verhalten no-

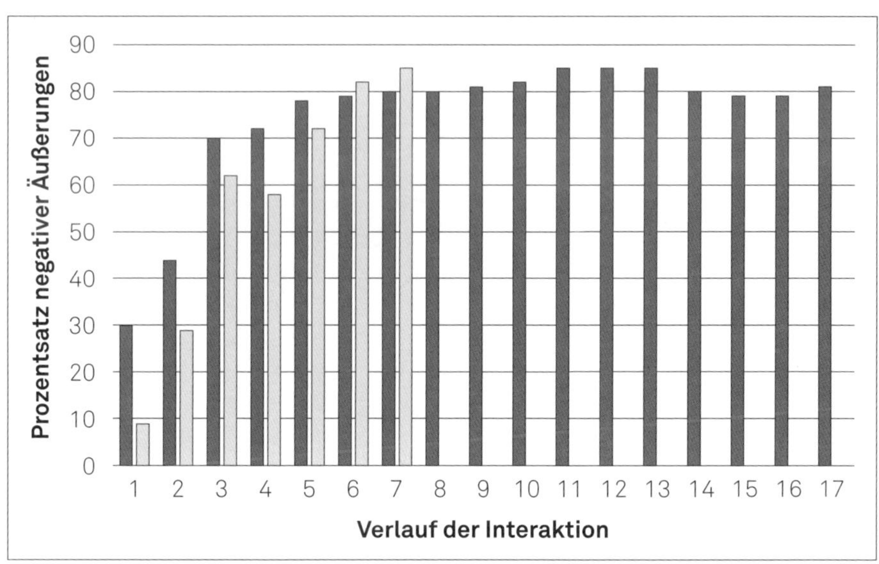

Abbildung 5: Negative Reaktionen einer Person auf negative, kritische Äußerungen der anderen Person. Dargestellt ist der Verlauf des Interaktionsverhaltens bei Paaren ohne Partnerschaftsprobleme (helle Säulen) bzw. mit Partnerschaftsproblemen (dunkle Säulen) anhand der KPI-Kategorie Kritik (Hahlweg et al., 1979)

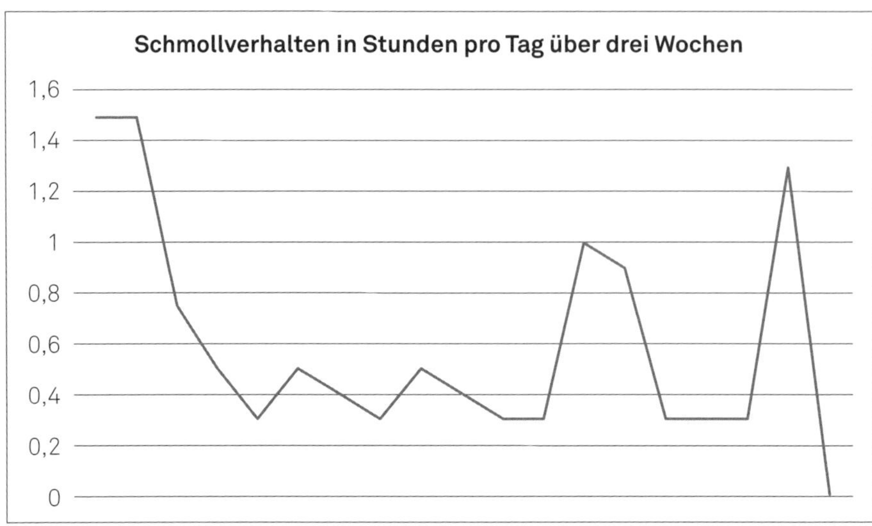

Abbildung 6: Beispiel für eine Selbstbeobachtung von „Schmollverhalten" im Rahmen einer Paartherapie (Goldiamond, 1965)

tiert werden soll. So können Selbstbeobachtungen zu Bereichen wie Rauchen, Verzehr von Süßigkeiten, Ausreißen von Haaren, Asthmaanfälle, Lernen, sexuelle Aktivität, sportliche Aktivität, Surfen im Netz usw. festgehalten und in einer Grafik anschaulich gemacht werden (vgl. Abbildung 6). Hierbei geht es weniger um die absolute Häufigkeit des Verhaltens, denn negative Verhaltensweisen werden meist allein schon durch das Registrieren seltener. Vielmehr geht es darum, Zusammenhänge mit anderen Faktoren zu erkennen, vor allem auslösenden Reizen (S) und Konsequenzen (C) des Verhaltens.

Anhand solch einer Grafik lassen sich dann beispielsweise Zusammenhänge zwischen Wochentagen und bestimmten Verhaltensweisen erkennen. Wird parallel das Befinden erfasst, kann leicht der Zusammenhang zwischen der Stimmung und dem Verzehr von Süßigkeiten oder dem Haareausreißen etc. erkannt werden. Im Rahmen der Therapie einer Depression ist der Zusammenhang zwischen Befinden und Aktivität von großer Bedeutung. Patient:innen werden zunächst gebeten, ihre Stimmung über den Tag hinweg Stunde für Stunde zu beurteilen. Dazu sollen sie festhalten, was sie in der Stunde jeweils getan haben bzw. was passiert ist (vgl. hierzu auch das „Schema zur Selbstbeobachtung" im Anhang auf Seite 125). Diagnostisch wird dabei meist deutlich, dass keine oder unangenehme Tätigkeiten die Stimmung drücken, während angenehme, positiv verstärkend erlebte Tätigkeiten die Stimmung heben. Entsprechend können im Anschluss daran gezielt angenehme, verstärkende Aktivitäten aufgebaut und in den Alltag integriert werden (vgl. Abbildung 7).

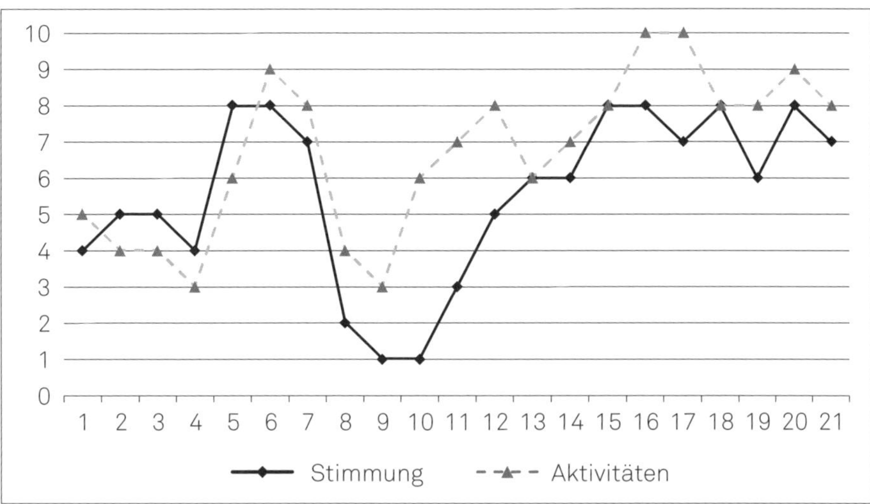

Abbildung 7: Selbstbeobachtung von Stimmungsverlauf und Menge angenehm erlebter Tätigkeiten über drei Wochen (Hautzinger, 2021a)

Automatisierte Erfassung

Die Entwicklung von einfach handhabbaren Messinstrumenten, etwa den weitverbreiteten Smartphones oder modernen Geräten zum *Ambulatory Assessment*, ermöglicht die automatische Erfassung von Bewegungs- und Sprechverhalten bzw. die direkte Eingabe von Befindensurteilen gekoppelt an die Uhrzeit. Durch die eingebaute Kamera können situative Bedingungen (S) und Verhaltensabläufe (R) realitätsnah aufgezeichnet und gemeinsam mit Patient:innen ausgewertet werden. Auch heute noch üblich und weit verbreitet, sind Tonband- und Videoaufzeichnungen. So wurden die Gespräche von Paaren mit bzw. ohne Partner:in mit einer Depression zunächst auf Tonband aufgenommen und später von unabhängigen Beobachter:innen anhand der Verhaltenskategorien ausgewertet. Der Einsatz von Messinstrumenten und moderner Dokumentationstechnik erlaubt S-R-C-Verbindungen objektiver zu diagnostizieren und Störquellen zu minimieren.

2.3 Problem- und Verhaltensanalyse

Mikroanalyse von Verhalten

Eine lerntheoretisch begründete Psychotherapie beginnt mit einer Verhaltensanalyse nach dem SORKC-Modell (auch „Verhalten in Situationen“ oder „Mikroanalyse“ genannt). Aus dieser Verhaltensanalyse werden Hypothesen zur Entstehung und Aufrechterhaltung von Problembereichen im Rahmen einer Störung abgeleitet sowie die zu ergreifenden therapeutischen Maßnahmen bestimmt. In der Praxis wird dabei weniger auf eine theoretisch eindeutig begründbare Analyse von operant konditionierten Aspekten des Verhaltens Wert gelegt als auf eine möglichst umfassende Beschreibung der verschiedenen Aspekte der identifizierten Problembereiche aus Sicht der Patient:innen. Daher wird das Verfahren auch gern „Problemanalyse“ genannt (Ubben, 2017).

Es ist vielfach eine pragmatische Entscheidung, welchen Aspekt der Problemsituation man als „R“, d.h. als das kritische, zu verändernde Verhalten betrachten will. Ein Beispiel wäre das dysfunktionale Verhalten bei Prokrastination (Höcker et al., 2022).

Fallbeispiel: Patient mit pathologischem Aufschiebeverhalten

Der Patient, der sich an einen übervollen, chaotischen Schreibtisch setzt, beginnt mit der Lektüre seiner interessanten, aber für das anstehende Examen wenig relevanten E-Mails. Ein zufällig auftauchendes Thema fesselt seine Aufmerksamkeit, und er tauscht sich dazu mit einem Freund aus. Nach einem längeren Chat wird die Zeit knapp für die durchzuarbeitende Literatur. Der Patient sucht in seinem Rucksack und im Netz nach den relevanten Texten. Dabei muss er feststellen, dass im Rucksack ein dort vergessenes Joghurt teilweise ausgelaufen ist und die Kopien der Prüfungslektüre sowie den noch im Rucksack steckenden Pullover ziemlich „versaut“ hat. Hektisch versucht der Patient, die Kopien zu retten. Danach ruht er sich zuerst einmal aus und brüht sich einen Kaffee. Mit schlechtem Gewissen macht er sich dann zum verpflichtend zu besuchenden Tutoriumstermin auf.

In diesem Beispiel gibt es verschiedene „R“, die als problematisch betrachtet werden können und in Form einer Verhaltenskette verbunden sind: Der unaufgeräumte, chaotische Schreibtisch, das Lesen der E-Mails, die ausweichende Lektüre, der Chat mit dem Freund, die unordentliche Arbeitstasche. Der unaufgeräumte Schreibtisch ist Auslöser (S) für die Vermeidung der Arbeit am Lernstoff und das Öffnen der E-Mails. Die interessante Mail ist Auslöser (S) für eine längere Interaktion (online) mit einem Freund. Das Hinausschieben des Lernens durch die E-Mail-Lektüre wird negativ verstärkt (C̸–, erlebte Erleichterung), doch auch positiv verstärkt (C+, interessante Geschichte im Netz, Zuspruch und anregender Kontakt). Die Beschäftigung mit dem Lernstoff ist zunächst anstrengend und unangenehm (C–), das Examen ist noch Tage entfernt und der mögliche Misserfolg auch. Das Aufschieben des Arbeitsverhaltens (Lernen) wird hingegen hier und jetzt durch die unmittelbaren positiven Konsequenzen aufrechterhalten.

Aus der Problem- und Verhaltensanalyse ergeben sich Ansatzpunkte für operante Verfahren, die sich auf die verschiedenen Aspekte des SORKC-Modells beziehen (vgl. Tabelle 3).

Im Anhang auf Seite 126 findet sich ein „Protokoll zur Verhaltensanalyse“, das als Schema für die Problem- und Verhaltensdiagnostik verwendet werden kann.

Tabelle 3: Interventionen auf der Grundlage des operanten Lernens abgeleitet aus einer Verhaltensanalyse

Aspekte des operanten Lernens		Vorgehen in der Therapie	Ziel
S – Stimulus	• Stimulus-kontrolle	Veränderung der Umgebungsbedingungen	Förderung, Initiierung von Verhalten, Selbstkontrolle, Selbstmanagement
O – Organismus, Traits	• Biologische Gegebenheiten • Persönlichkeits-merkmale • Einstellungen, Werthaltungen	Aktivitätsförderung Akzeptanz Kognitive Interventionen Medikation	Verbesserung des körperlichen Allgemeinzustandes und Befindens, Einstellungs-änderungen, Normalisierung biologischer Prozesse
R – Reaktion	• Verhaltensformung (Shaping) • Verhaltens-verkettung (Chaining) • Hilfestellung (Prompting, Fading [out]) • Premack-Prinzip • Sättigung • Differenzielle Verstärkung	Rollenspiele, Kommunikations- und Verhaltens-übungen, Aufbau von Verhalten, Hilfestellung implementieren bzw. zurücknehmen, Förderung inkompatiblen Verhaltens, Verhaltens-wiederholung, Massierte Übung, Habit Reversal	Erwerb neuer Fertigkeiten, Förderung erwünschten Verhaltens, Festigung und Stabilisierung von Verhalten, Abbau störenden Verhaltens, Reaktivierung behinderter bzw. zerstörter Funktionen (Restitution)
K – Kontingenz	• Kontinuierliche Verstärkung, intermittierende Verstärkung • Feste Verstärker-pläne, variable Verstärkerpläne, • Extinktion	Einsatz von primären, sekundären und sozialen Verstärkern, Tätigkeits-verstärker, Ausbleiben von Verstärkern	Festigung und Stabilisierung von Verhalten, Abbau von störendem, selbstschädigendem Verhalten
C – Konsequenzen	• Positive Verstärkung (C+) • Negative Verstärkung (Ȼ–) • Bestrafung Typ I (C–) • Bestrafung Typ II (Ȼ+)	Münzverstärkungs-programme Vermeidung Aversions-Technik Time out Response-Cost-Verfahren	Erhöhung der Verhaltens-häufigkeit und -wahrscheinlichkeit, Abbau des Verhaltens

Beispiel Adipositas

Die Nutzung einer Verhaltensanalyse und der Verhaltensgleichung soll hier am Beispiel der Adipositas illustriert werden (Munsch & Hilbert, 2015). Übergewicht ist eine komplexe, leider weitverbreitete Störung, die in allen Altersgruppen vorkommt und längerfristig mit gesundheitlichen Folgeschäden (z. B. Herzinfarkt, Bluthochdruck, Diabetes, Gicht) verbunden ist. Bereits daran wird das in Abbildung 1 auf Seite 9 illustrierte Dilemma deutlich. Nahrungsaufnahme, vor allem von gezuckerten, leicht schluckbaren Nahrungsmitteln, wird kurzfristig positiv (Genuss) und negativ verstärkt (Appetit bzw. Hunger gestillt). Darüber werden vielfältige Stimuli zu Auslösern von Appetit (Reizgeneralisierung). Das Essverhalten bzw. das Verlangen nach Nahrung wird häufiger und stabilisiert sich. Die konsumierten Nahrungsmengen nehmen zu (Verhaltensgeneralisierung). Erst längerfristig, nach Wochen bzw. Monaten stellen sich die negativen Konsequenzen ein (C−, ₵+), wie Gewichtszunahme, unerwünschte körperliche Veränderungen, Kurzatmigkeit, Verlust von Attraktivität etc. Diese längerfristigen Konsequenzen sind in der konkreten Versuchungssituation (Nahrungsaufnahme) wenig bis gar nicht verhaltenssteuernd. Eine Verhaltensanalyse erlaubt nun, die aktuell bestehenden Zusammenhänge und operanten Lernmechanismen zu verstehen. Zur Beeinflussung des exzessiven Essverhaltens bieten sich Interventionen auf der S-Ebene, der R-Ebene und der C-Ebene an. So lassen sich die Bedingungen der Umgebung, in der gegessen wird, eingrenzen und festlegen. Etwa darf nur noch an einem bestimmten Platz, mit einer bestimmten Unterlage, von einem bestimmten, kleinen Teller und zu festgelegten Uhrzeiten gegessen werden. Noch extremer wäre es, wenn nur noch an einem bestimmten Ort, der mindestens 20 Minuten entfernt liegt, gegessen werden darf. Das Essverhalten selbst kann beeinflusst werden, indem kleineres Besteck benutzt wird, was zu kleineren Happen führt. Die im Mund befindliche Nahrung, auch Breiiges, muss z. B. mindestens 25-mal gekaut werden, bevor sie runtergeschluckt wird. Essen und Trinken wird getrennt und findet nicht parallel statt. Vorher und hinterher ist Trinken erlaubt, aber nicht während des Essens. Schließlich bedarf das neue Essverhalten einer unmittelbaren, regelmäßigen Verstärkung. Hier bieten sich vor allem soziale Verstärker (durch Partner:in und/oder Familie) und Tätigkeitsverstärker an, doch auch Punktsysteme sind geeignet. Verstärkt werden soll dabei nicht die Gewichtsreduktion, sondern das Einhalten der veränderten Essumgebung und des neuen Essverhaltens.

Operante Verfahren überall präsent

Bei komplexen Störungen und deren Therapie werden nicht nur einzelne Elemente herausgegriffen oder nur ein operantes Verfahren angewandt. Deutlich wird dies zum Beispiel bei der Dialektisch-Behavioralen Therapie (DBT) der Borderline-Störung (Bohus, 2019), in der operante Techniken (auf der S- und der C-Ebene) eine wichtige Rolle spielen bei dem Ziel, selbstverletzendes oder parasuizidales Verhalten zu reduzieren. Auch Therapieprogramme zur Behandlung von Menschen, die an einer chronischen Depression (Schramm et al., in Vorb.) oder an einer chronischen Schizophrenie

(Roder et al., 2002; Lincoln & Heibach, 2017) erkrankt sind sowie das Programm zur Regulation der Aufmerksamkeitsdefizit-/Hyperaktivitätsstörung (Stieglitz et al., 2012) enthalten operante Verfahren, die allerdings durch verschiedene andere Strategien und Techniken ergänzt werden.

2.4 Fragebögen und Listen

„Pleasant activities"

Zur Erfassung von Verstärkern lassen sich auch Selbstberichte in Form von Fragebögen und Listen anwenden. So hat sich im Rahmen der Depressionsbehandlung eine Liste von „pleasant activities" (Lewinsohn et al., 1984) bewährt, die häufig im Rahmen der Verhaltensaktivierung eingesetzt wird. Diese und ähnliche Listen lassen sich gut einsetzen, um eine persönliche Verstärkerliste auf Tätigkeitsniveau zu erstellen (vgl. hierzu auch die „Liste angenehmer, verstärkender Aktivitäten" im Anhang auf Seite 127). Diese Liste wird Patient:innen mit dem Auftrag mitgegeben, alle dort genannten Tätigkeiten danach zu beurteilen, ob sie für einen angenehm bzw. verstärkend sind. Hilfreich ist es, dafür eine dreistufige Skala von 0 (neutral, unangenehm) über 1 (angenehm, positiv) bis 2 (sehr angenehm, stark positiv) zu verwenden. Bei

1. Netflix-Serie schauen
2. Schach mit Nachbarin spielen
3. Sushi essen
4. ein Tag allein sein
5. Rudern
6. usw.
7. ___
8. ___
9. ___
10. ___
11. ___
12. ___
13. ___
14. ___
15. ___

Abbildung 8: Persönliche Verstärkerliste

der gemeinsamen Auswertung werden die mit 2 beurteilten Tätigkeiten herausgeschrieben und daraus dann eine ganz persönliche Verstärkerliste (vgl. Abbildung 8) erstellt.

Liste angenehmer, verstärkender Tätigkeiten

Eine gelungene, hilfreiche Alternative zur „Liste angenehmer, verstärkender Tätigkeiten“ (vgl. Seite 127 im Anhang) stellt „Positive Aktivitäten“ dar, eine Sammlung von 100 Bildkarten von Gräßer und Hovermann (2022). Für die Bereiche Sport, Musik, Spiele, Kreativität, Selbstfürsorge, Medien, im Grünen, zu Hause und Soziales werden nicht nur 100 mögliche Verstärker präsentiert, sondern auf der Kartenrückseite werden noch zahlreiche ähnliche Aktivitäten genannt. Es werden dazu noch die Kosten (kostenfrei bis hohe Kosten), die Personenzahl (allein, zu zweit, in der Gruppe), der Ort (drinnen, draußen) sowie benötigtes Material (ohne, mit) präzisiert.

Verstärker werden auch über Werte und ein sinngebendes Leben definiert. Werteorientiertes Handeln führt zu zuverlässigen und stabilen positiven Erfahrungen (Verstärkung). Rein hedonistisch orientierte Aktivitäten führen schnell zu Sättigung und einer Verstärkererosion. Es geht daher darum, persönliche Wertebereiche und Sinngebungen zu eruieren, um so wirkmächtige Verstärker zu erkennen und ggf. zu nutzen. Hilfreich dafür sind Listen von Wertebereichen (vgl. Kasten), die mit Patient:innen durchgearbeitet und präzisiert bzw. ausgeschlossen werden. Am Ende steht eine Liste persönlicher Wertebereiche, die sich in konkreten Handlungen niederschlagen und verstärkend wirken.

Wertorientierung als Verstärker

Liste mit Wertebereichen, die für die Erarbeitung persönlicher Wertebereiche genutzt werden kann

- Liebe, romantische Beziehungen, Erotik, Sexualität
- Freundschaften, andere zwischenmenschliche Beziehungen
- Arbeit, berufliche Tätigkeit und Aufgaben
- Bildung, Ausbildung, Fort- und Weiterbildung
- Beziehung zur Ursprungs- bzw. Herkunftsfamilie (Stammbaum)
- Eigene Familie, Kinder, Elternrolle, Enkel, Großelternrolle
- Hobbys, Handwerk, Modellbau
- Kultur, Musik, Kunst, Museen
- Sport, Sportverein, Sportveranstaltungen
- Natur (Erlebnisse in der Natur, wilde Tiere, Naturschutz)
- Haustiere, Züchtung von Tieren
- Spiritualität, Religion, Transzendentales, Gemeinde
- Soziales Engagement, politisches Engagement (Parteien, Projekte, NGOs)
- Körperfürsorge (Pflege, Bäder, Ernährung, Yoga, Kosmetik)
- Seelische Fürsorge (Meditation, Selbsthilfe, Psychologisches, Psychotherapie)

3 Intervention und Behandlungsmethode

Skinner (1938) trainierte einmal eine Ratte darauf, an einer Schnur zu ziehen, um eine Murmel aus einem Gestell zu erhalten, welche sie dann mit den Vorderpfoten durch den Käfig trug und in eine Röhre fallen ließ, um Futter zu bekommen. Cumming (1966) trainierte Tauben mittels primärer Verstärkung und Verhaltensformung darauf, kleine defekte Dioden zu erkennen, während sie auf einem Fertigungsfließband vorüberzogen, um in eine große Anlage eingebaut zu werden. Die Tauben erfüllten die Kontrollfunktion äußerst gut, sogar besser als die Menschen am Fertigungsband. Die Vögel kontrollierten annähernd eintausend Teile pro Stunde und konnten mit dieser Geschwindigkeit bis zu vier Stunden ohne Unterbrechung höchst zuverlässig und fehlerfrei arbeiten. Die Tiere zeigten keine Ermüdung, während die beaufsichtigenden Techniker bei diesem Tempo nicht mehr mitkamen.

Mächtigkeit operanter Interventionen

Diese historischen und experimentellen Beispiele illustrieren die Möglichkeiten und die Mächtigkeit operanter Interventionen. Ein wirksames Verfahren zur Entwicklung neuer Verhaltensweisen sowohl beim Menschen als auch bei Tieren ist die operante Verhaltensformung (Shaping). Ein spezifisches Verhalten wird von einem Umweltereignis gefolgt, welches das Verhalten verstärkt. Der Verstärker kann in Futter, Geld oder verbalem Lob bestehen. Geld, Zuneigung und Lob gelten als generalisierte, sekundäre Verstärker, da sie mit verschiedenen primären Verstärkern eng verbunden sind.

Aufbau, Stabilisierung, Abbau von Verhalten

Operante Interventionen haben vier miteinander verbundene Funktionen:

1. Aufbau von effizientem, erwünschtem Verhalten,
2. Steigerung, Vermehrung, Intensivierung von erwünschtem Verhalten,
3. Abbau, Reduktion von unerwünschtem, unpassendem Verhalten,
4. Aufrechterhaltung, Stabilisierung von Fortschritten und neuem Verhalten.

> „*Every intervention is (or should be) a three-pronged attack: first, increasing (or establishing) desirable behavior, second, eliminating the undesirable behaviors, that compete with the acquisition or use of acceptable behavior, and third, arranging for the stimulus control or eventual generalization of the newly acquired habits.*“
>
> (Karoly, 1975, S. 205)

3.1 Primäre Verstärkung

Primäre Verstärker hochwirksam

Primäre Verstärker sind biologisch begründete Bedürfnisbefriedigungen, wie Nahrungsaufnahme, Flüssigkeitsaufnahme, Wärme (Körperkontakt), Neugier, Entspannung, mit Drogen und Sex verbundene Erregung. Diese primären Verstärker (C+) sind hoch wirksam, haben jedoch Nachteile bei der Anwendung, der Dosierung und der Kontingentierung. Sie haben auch unerwünschte Wirkungen, wie die Entwicklung von Übergewicht, Abhängigkeit und Sucht. Es ist ferner wichtig, dass vor Einsatz von primären Verstärkern eine gewissen Deprivation (Hunger, Durst, Langeweile usw.) erzeugt wird, damit die eingesetzten Verstärker ihre volle Wirkung entfalten.

Beispiel

Bela kocht Rosa ihr Lieblingsessen. Sie gibt ihm einen Kuss und sagt: „Du bist so aufmerksam, mein Allerliebster." In der nächsten Woche nimmt sich Bela erneut einen Abend Zeit, um für Rosa zu kochen. Er ist guter Stimmung und freut sich auf sie.

Will man einer Person angemessenes Arbeitsverhalten oder sozial kompetentes Verhalten durch den Einsatz von primären Verstärkern beibringen, werden die damit verbundenen Probleme unmittelbar deutlich. Essen bzw. Trinken oder gar sexuelle Erregung interferiert schnell mit dem Zielverhalten. Wie muss z. B. Schokolade dosiert werden, damit der erhaltene Verstärker vor der nächsten Verstärkung konsumiert ist und keine Sättigung eintritt?

Einsatz bei schweren Beeinträchtigungen

Primäre Verstärker kommen vor allem bei intimen Beziehungen, Kleinkindern, Menschen mit starker geistiger Behinderung und Menschen mit Demenz zur Anwendung. Damit können erste, notwendige Veränderungsschritte, wie z. B. Aufmerksamkeitsausrichtung, Lautbildung, Bewegung erzeugt werden, die die Grundlage für weitere Verhaltensformung darstellen. Will man einem geistig behinderten Kind angemessenes Essverhalten, die Benutzung von Sprache oder Toilettenverhalten beibringen, dann stellen zufällige Lautäußerungen, das Sitzen am Tisch, das Ergreifen von Besteck oder das Sitzen auf der Toilette bzw. das Händewaschen erste Verhaltenseinheiten dar, die durch primäre Verstärker ausgelöst, aufgebaut und intensiviert werden, um dann komplexeres, angemessenes Verhalten auszuformen. Grundsätzlich sollte der Einsatz von primären Verstärkern rasch durch sekundäre bzw. generalisierte Verstärker abgelöst werden.

Beispiel: Sprechtraining bei Mutismus

Um sprachliches Verhalten bei als „mutistisch" diagnostizierten Kindern zu fördern, wird anfangs jede zufällige Lautäußerung (z. B. husten, lachen, brummen usw.) mit einem Schluck des Lieblingsgetränks verstärkt. Da trinken bzw. schlucken mit Lautäußerungen interferiert, ist es jedoch viel günstiger die Lautäußerung unmittelbar mit einer Münze zu verstärken, die an einem Automaten z. B. gegen verschiedene Süßigkeiten oder ein Lieblingsgetränk eingelöst werden kann. Förderlich ist auch, mit zwei bis vier Kindern in einer Gruppe zu arbeiten. Durch diese Umgebung werden spontane Lautäußerungen und zufällige körperliche Berührungen bzw. Zuwendung wahrscheinlich. Körperliche Nähe und zufälliges berühren werden durch kleine Schokoplättchen (primär) verstärkt. Günstiger ist jedoch auch hier, das Training in einem Raum stattfinden zu lassen, in dem gut sichtbar in einer Vitrine Getränke und Süßigkeiten stehen. Jegliche Lautäußerung wird kontinuierlich mit einer Münze verstärkt, welche dann gegen ein Getränk oder eine Süßigkeit eingetauscht werden können (vgl. Kapitel 3.3). Produzieren die Kinder Lautäußerungen in einer regelmäßigen und stetigen Folge, werden nur noch Münzen vergeben, für erkennbare und verstehbare Laute, wie z. B. „ba", „da", „ma", „lu" usw. In ähnlicher Weise lassen sich kooperatives und interaktives Verhalten aufbauen.

Verhaltensformung

Nehmen wir an, dass wir eine Person dazu bringen wollen, sich mit der rechten Hand am linken Ohr zu kratzen. Obwohl man vielleicht lange warten müsste, bis dieses Verhalten von selbst auftritt, kann es mit operanten Techniken und dem Einsatz von Verstärkern innerhalb von 15 Minuten erreicht werden. Staats und Staats (1964) beschrieben das Vorgehen folgendermaßen:

Beispiel: Shaping Game

Der Versuchsleiter beginnt damit, dass er auf irgendeine Bewegung der Versuchsperson wartet. Wenn die Person unruhig wird und auf dem Stuhl herumrutscht, verstärkt der Versuchsleiter jede auftretende Bewegung z. B. durch ein kleines Stück Schokolade (primärer Verstärker) oder durch eine 1-Cent-Münze (vgl. Kapitel 3.3). Damit wird die allgemeine Verhaltensklasse „Bewegung" verstärkt und deren Häufigkeit steigt an. Im Verlauf dieser allgemeinen Bewegung wird die Versuchsperson auch die rechte Schulter bewegen. Der Versuchsleiter verstärkt nun diese Schulterbewegung zusammen mit der allgemeinen Bewegung des Oberkörpers und der rechten Körperhälfte. Wenn dann die Schulterbewegungen häufiger werden, verringert der Versuchsleiter die Verstärkung von allgemeinen Bewegungen, bis alle diejenigen Bewegungen, die nicht in Richtung des gewünschten Zielverhaltens (das linke Ohr zu berühren) gehen, nicht länger verstärkt werden. Während die Bewegungen der rechten Schulter häufiger werden, treten wahrscheinlich auch Bewegungen des rechten Arms auf. Diese Bewegungen werden nun verstärkt, was wiederum zum mehr Bewegungen der rechten Hand führt, von denen einige in Richtung des Kopfes gehen können. Diese werden dann verstärkt, bis schließlich das Ohr berührt wird.

Kritiker:innen dieses Shaping Game werden nun fragen: Warum sagen Sie nicht einfach der Versuchsperson, sie solle sich mit der rechten Hand am linken Ohr kratzen und sparen sich die ganze Zeit und Mühe? Diese Frage ist gut gestellt und der Einwand ist berechtigt. Wenn eine Person das Zielverhalten im Repertoire hat und ausführen kann, ist es effizienter, die Person einfach zu bitten, sich in einer bestimmten Weise zu verhalten. Wenn jedoch das Zielverhalten nicht im Verhaltensrepertoire einer Person enthalten ist, so kann eine Verhaltensformung durch Verstärkung notwendig werden, abhängig vom jeweiligen Entwicklungsstand.

Interventionsregeln

Empfehlungen zur Verhaltensformung mittels (primärer) Verstärkung:

- *Verstärken Sie das Verhalten unmittelbar.* Jede Verzögerung führt dazu, dass ein anderes Verhalten der Verstärkung vorausgeht, als von dem:der Therapeut:in beabsichtigt.
- *Geben Sie nicht zu viele Verstärker* für eine Näherung an das gewünschte Zielverhalten. Verhalten, das anfangs verstärkt wird, muss letztlich wieder gelöscht werden, wenn man sich dem Zielverhalten annähert.
- *Geben Sie nicht zu wenige Verstärkungen* für eine Annäherung an das gewünschte Zielverhalten. Dies ist der am meisten verbreitete Fehler. Therapeut:innen gehen zu schnell vor und geben zu früh mit der Verstärkung auf. Die Folge davon ist, dass bereits erreichtes Verhalten als auch die Variationen verschwinden.
- *Spezifizieren Sie sorgfältig das Verhalten, das in jedem der aufeinanderfolgenden Schritte verstärkt werden soll.* Dafür ist Verhaltensbeobachtung und Planung des Vorgehens erforderlich.

Weitere Empfehlungen für einen erfolgreichen Verhaltensaufbau durch positive Verstärkung und differenzielles Lernen:

- Gestartet wird mit einer genauen *(Verhaltens-)Beobachtung* der Zielperson, deren Verhaltensrepertoire Lücken aufweist bzw. schädigende Auswirkungen hat. Fragen dabei sind: Welches Verhalten tritt mit hoher Frequenz auf? Was sind die vorausgehenden, auslösenden Bedingungen (S^D, S^Δ)? Welche Konsequenzen (C+) hat das Verhalten? Dabei ist es wichtig, auf die Variabilität, die Form, die Stärke und die Dauer eines Verhaltens genau zu achten.
- Basierend auf diesen Verhaltensbeobachtungen gilt es zu entscheiden, ob das erwünschte Zielverhalten aus dem vorhandenen Verhaltensrepertoire heraus differenziert werden kann. Wenn ja, stellt sich die Frage, welcher Verhaltensaspekt eine erste Annäherung in Richtung erwünschtes Zielverhalten sein kann.
- Durch die Festlegung des Kriteriums für die erste Annäherung, wird der Verhaltensstrom in zwei Gruppen unterteilt: Verhalten, das gewünscht ist und als zielführend betrachtet wird, und Verhalten, das nicht gewünscht und nicht als zielführend betrachtet wird. Dabei ist das *Kriterium für die erste Annäherung* (Verhalten, das gefördert werden soll) niedrig festzulegen, damit nicht alles Verhalten gelöscht wird.

- Die Umgebung (der Rahmen, das Setting) sollte so gestaltet werden, dass für das Auftreten und Ausführung der in Richtung Zielverhalten festgelegten Verhaltensannäherung eine maximale Wahrscheinlichkeit besteht. Die Umgebung, ggf. unter Einschluss von anderen Personen, muss *hohen Aufforderungscharakter* haben und förderlich für die gewünschte Verhaltensäußerung sein.
- Der Einsatz von *differenzieller Verstärkung* erfordert, dass das erwünschte Verhalten bei Erreichen des festgelegten Kriteriums maximal verstärkt wird. Dabei kommen primäre und sekundäre Verstärker zum Einsatz. Unerwünschte, mit dem Zielverhalten inkompatible Verhaltensäußerungen werden nicht beachtet (ignoriert) oder durch Verstärkerentzug (vgl. Kapitel 3.5) gelöscht.
- Wichtig ist, auftretende Verhaltensänderungen in Richtung Zielverhalten zu bemerken, zu verstärken und bei erreichter Regelmäßigkeit bzw. Stabilität der Verhaltensänderung das *Kriterium für Verstärkung anzupassen* (zu erhöhen). Es kann jedoch auch nötig sein, das Kriterium abzusenken, wenn es nicht bzw. selten gelingt, das gewünschte Verhalten auszulösen.
- Während des Verhaltensaufbaus bzw. der Verhaltensformung sollten primäre bzw. sekundäre Verstärker immer von *verbalen Äußerungen* (Lob), anerkennenden Gesten und Verhaltensaufforderungen begleitet werden.

Hilfestellung geben

Hilfestellungen („prompts") begleiten den Verhaltensaufbau, indem dadurch die Aufmerksamkeit der Zielperson auf die zu erledigende Verhaltensaufgabe gelenkt oder modellhaft von dem:der Therapeut:in vorgemacht wird. Etwa beim Erwerb von Anziehverhalten, von Sprache sowie beim Erlernen von schulischen Grundfertigkeiten und von selbstsicherem Verhalten. Durch Hilfestellung (z.B. Hinweisschilder, Signalkarten, das Führen der Hand beim Schreiben, Kommentaren wie „Gut so!", „Lauter!", „Weiter so!") wird das Erlangen von Verstärkung wahrscheinlicher. Hierbei können unterschiedlichste Materialien (z.B. Spiele, Geschichten, Puppen), Rahmenbedingungen (z.B. Gestaltung des Arbeitsplatzes) und technische Möglichkeiten (z.B. Computerprogramme, Filme, Virtuelle Realität) zur Anwendung kommen.

Ausschleichen, Zurücknehmen

Ausschleichen („fading [out]") besteht in der allmählichen Rücknahme von Hilfestellung, förderlichen Rahmenbedingungen und Hinweisreizen. Dadurch wird das neu erworbene Zielverhalten unter natürliche Kontingenzen bei minimalen Auslösereizen etabliert und stabilisiert.

Beispiel: Delinquente Jugendliche (nach Schwitzgebel & Kolb, 1974)

Aufbau von Sozialverhalten

Straffällige, herumstreunende, verweigernde männliche Jugendliche werden ausgewählt, um an einem Förderprogramm teilzunehmen. Ziel ist es, die Jugendlichen in eine Wohngemeinschaft zu integrieren und für eine Ausbildung zu gewinnen. Dazu werden mehrere Schritte eines Verhaltensaufbaus durch (primäre) Verstärker verbunden mit Hilfestellungen sowie dem Ausblenden dieser Hilfen geplant. Als Streetworkerin wird eine junge, attraktive, entsprechend der aktuellen Jugendmode gekleidete Mitarbeiterin ausgewählt. Sie trifft die Jugendlichen auf der Straße und an typischen Treffpunkten. Sie bietet z. B. einem Jugendlichen an, gegen ein paar Euro an einem „Job“ (im Untersuchungsgebäude in der Nähe an einem Interview und am Test eines neuen Spielgeräts) teilzunehmen. Sie bietet einen Energydrink und Kaugummi an, sobald der Jugendliche Interesse zeigt und sich ihr zuwendet. Dem Jugendlichen wird versichert, dass er sich die Sache erst einmal anschauen und dann entscheiden soll, ob er mitmacht. Im Untersuchungsraum wird er von weiteren jungen, attraktiven Mitarbeiter:innen empfangen, bekommt eine Cola und Chips angeboten. Vor Beginn des Interviews und des eigentlichen Jobs besteht die Möglichkeit, mit einer weißen Laborratte zu spielen. Für die Teilnahme an der ca. einstündigen Untersuchung bekommt der Jugendliche eine „Prämie“ von 5 Euro. Mit dem Jugendlichen wird für den nächsten oder übernächsten Tag ein weiterer Untersuchungstermin vereinbart, zu dem er gerne ein paar Freunde mitbringen darf. Kommt der Jugendliche (mit oder ohne Freunde) zu dem vereinbarten Termin, dann bekommt er einen lobenden, freundlichen Empfang, eine Cola, Chips und die Möglichkeit, an einem Spielautomaten zu flippern. Verpasst er den Termin, dann geht die Mitarbeiterin los und sucht den Jugendlichen dort, wo er beim ersten Mal angetroffen wurde. Sie spricht ihn an, bietet Kaugummi und Energydrink an, verbunden mit der Aufforderung mitzukommen. Nach mehreren Durchläufen dieser Art, gelingt es zuverlässig und stabil, dass der Jugendliche zur verabredeten Zeit im Untersuchungszentrum eintrifft (vgl. Abbildung 9), sich dort in Gespräche verwickeln lässt, und Fragen zu Geräten, Laborausrüstung und Leuten stellt. Das Einhalten von Verabredungen war der Anfang eines längeren Trainings, um sich für einen Ausbildungsplatz zu bewerben, sich dabei angemessen zu verhalten und schließlich die Ausbildung anzutreten. Dabei wurden die primären Verstärker (Trinken, Essen) völlig durch soziale, sekundäre Verstärker ersetzt.

Interventionsempfehlungen

Für den Erfolg von positiver Verstärkung sind folgende *Empfehlungen* zu berücksichtigen:

- Was für eine Person verstärkend ist, muss durch Beobachtung bzw. Befragung und nicht durch Annahmen oder Vermutungen herausgefunden werden. Ein Verstärker (C) hat einen funktionalen Effekt auf ein Verhalten, indem durch C die Häufigkeit bzw. die Heftigkeit von R beeinflusst wird.
- Zugang zu Verstärkern muss weitestgehend auf die Äußerung des Zielverhaltens bzw. des Erreichens des Zielkriteriums begrenzt werden. Wird z. B. Eiscreme unter allen möglichen Bedingungen, bei verschiedensten Verhaltensäußerungen oder durch unterschiedlichste Personen erreicht, dann verliert dieser primäre Verstärker seine Wirksamkeit.

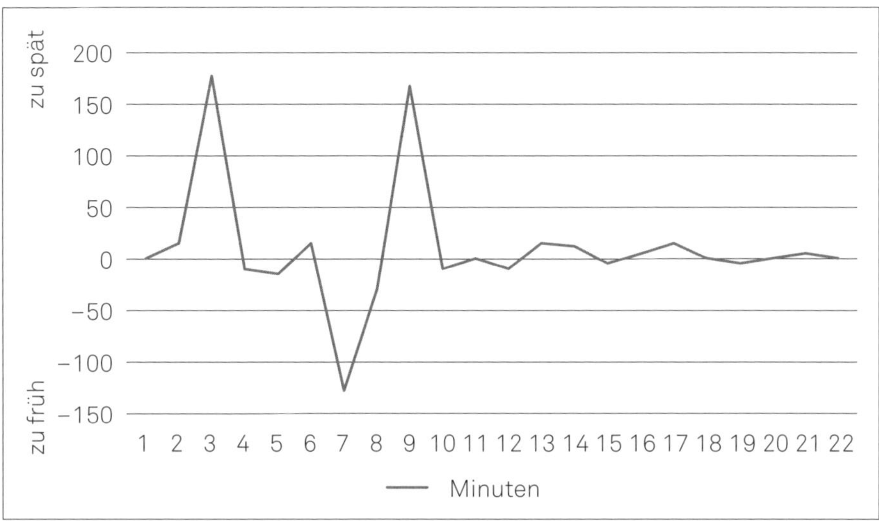

Abbildung 9: Ankunftszeiten eines jugendlichen Teilnehmers während der ersten Treffen im Rahmen einer Ausbildungsinitiative

- Verstärker sollten möglichst unmittelbar, kontingent und konsistent verabreicht werden, um damit maximalen Effekt auf ein Verhalten zu erreichen.
- Es sollten unterschiedlichste Verstärker zur Anwendung kommen, um Sättigung vorzubeugen und die funktionale Potenz eines Verstärkers nicht zu beeinträchtigen.
- Primäre Verstärker sollten möglichst rasch durch soziale und generalisierte Verstärker ersetzt werden. Besondere Bedeutung kommen Aktivitäten- und Tätigkeitsverstärkern (z.B. Privilegien, Computerspiele, soziale Medien, Ballspiel, Buch bzw. Comic lesen, TV usw.) zu, da damit Verhalten unter den unterschiedlichsten, alltäglichen Bedingungen erworben und stabilisiert werden kann.
- Verhalten sollte so lange verstärkt werden, bis ein optimales Niveau (Zuverlässigkeit, Stabilität, Stärke) erreicht ist. Danach sind Verstärker auszudünnen und intermittierend zu verabreichen, um so die Extinktion erzielter Effekte zu verhindern.

3.2 Sekundäre (generalisierte) Verstärkung

Vorteile sekundärer Verstärker

Sekundäre, erworbene bzw. generalisierte Verstärker werden in vergleichbarer Weise wie die primären Verstärker eingesetzt. Die zuvor genannten Prinzipien gelten auch hierbei. Sekundäre bzw. generalisierte Verstärker haben jedoch große Vorteile, da sie vielfältiger, ortsunabhängig und weniger störanfällig eingesetzt werden können. Typische sekundäre Verstärker sind Geld,

Token, Gutscheine, Tätigkeiten, Aktivitäten, Spiele, Anerkennung (Lob), Urkunden und Preise.

Fallbeispiel (nach Bentler, 1962)

Die Behandlung von M. zur Überwindung der Angst vor Wasser (Badewanne) bestand aus vier Phasen und dauerte annähernd einen Monat. Zuerst wurde (Lieblings-)Spielzeug in die leere Badewanne gelegt und M. bekam freien Zugang zum Badezimmer und zu den Spielsachen. Sie pflegte, gelegentlich ins Badezimmer zu gehen und ein Spielzeug aus der Wanne zu holen, blieb aber nicht in der Nähe der Wanne und weigerte sich, mit dem Spielzeug zu spielen, während sie sich über die Wanne beugte. M. schrie weiterhin, wenn versucht wurde, sie zu waschen, wurde aber durch die Wanne bereits weniger erregt. Der freie Zugang zum Bad wurde ihr während der gesamten Dauer der Behandlung erlaubt. Als nächstes wurde M. zweimal auf den Küchentisch neben dem Waschbecken gesetzt, während das Waschbecken mit Wasser gefüllt wurde und Spielsachen darin schwammen. Zuerst schrie M., doch nach mehrmaligem Zögern griff sie nach den Spielsachen, dabei wurden ihre Hände und Unterarme nass. Der dritte Schritt bestand darin, M. im Badezimmer anzuziehen, während Wasser in die Badewanne lief. Sie bekam dabei immer ihr Lieblingsspielzeug zum Spielen. Der vierte und letzte Schritt bestand darin, M. in der Badewanne mit den Spielsachen zu waschen. Dagegen protestierte sie zuerst, aber elterliches Schmeicheln, Loben und Ablenkung führten dazu, dass M. mit dem Schreien aufhörte.

In diesem Fallbeispiel gelingt die Angstbewältigung und die Überwindung des Vermeidungsverhaltens durch den Einsatz sekundärer Verstärker, nämlich Lieblingsspielsachen und die lobenden Schmeicheleien der Eltern. Eine Nachuntersuchung nach einem halben Jahr zeigte, dass M. problemlos badete und gerne im Planschbecken im Garten spielte. Die positiven Erfahrungen und Vergnügen beim Spielen im Wasser stabilisieren das erworbene bzw. wiedererlangte Verhalten. Bentler betont, dass die Behandlung hätte beschleunigt werden können, wenn zusätzlich Nahrung (primäre Verstärker) eingesetzt worden wären.

Aufbau kooperativen Verhaltens

Die Entwicklung von kooperativem Verhalten kann durch (differenzielle) Verstärkung erreicht bzw. gefördert werden.

Beispiel: Einsatz sekundärer Verstärker zum Aufbau kooperativen Verhaltens

So wurde bei mutistischen und autistischen Kindern die Verstärkung von Verhaltensweisen davon abhängig gemacht, ob sie sich der Kooperation näherten. Die Verstärker bestanden aus Münzen, welche die Kinder an einem im Raum befindlichen Automaten gegen Süßigkeiten, später gegen

Spielsachen oder Fernsehen eintauschen konnten. Zuerst gab man Münzen (sekundäre Verstärker), wenn ein Kind sich einem der anderen Kinder näherte, dann, wenn es zufällig ein Kind mit der Hand berührte. In einem nächsten Schritt wurden Münzen nur dann vergeben, wenn es zu Berührungen eines Kindes mit der Hand und gleichzeitigen einfachen Lautäußerung kam. Verstärkung in einer dritten Phase konnte nur erlangt werden, wenn ein anderes Kind mit beiden Händen berührt und gleichzeitig Laute produziert wurden. Weiter ging es in diesem Prozess der Verhaltensformung darum, dass stimmliche Reaktionen und verstehbare Laute zu Verstärkung führten, ebenso wie der körperliche Kontakt zu anderen Kindern mit beiden Händen. Über insgesamt 46 Sitzungen führte das Training dazu, dass einfache verbale Interaktionen und kooperativer, doch auch konkurrierender Körperkontakt (berühren, kneifen, ziehen, stoßen, festhalten) zuverlässig und stabil auftraten. Das neu erworbene Verhalten zeigte sich zunehmend nicht nur im Therapiezimmer, sondern auch in der Einrichtung, dem Heim und zu Hause.

Dieses Beispiel illustriert den Einsatz von sekundären Verstärkern, die zunehmend differenziell vergeben werden, was allmählich zu einer Generalisierung des Zielverhaltens auf die natürliche Umgebung führt.

Positive Verstärkerbilanz fördert Beziehung

Sekundäre Verstärker lassen sich auch erfolgreich beim Aufbau partnerschaftlicher Zufriedenheit und der Überwindung von interaktionellen Spannungen einsetzen. Dabei wird davon ausgegangen, dass Beziehungen und Partnerschaften durch eine positive Verstärkerbilanz entstehen und vor allem aufrechterhalten bleiben. Entsprechend beruht der Eindruck, den sich jeder vom anderen macht, auf dem Verhalten des anderen. Um ungeschickte, unglückliche Interaktionsmuster in der Beziehung zu ändern, muss man als Partner:in die Initiative zur Änderung des eigenen Verhaltens ergreifen, bevor man Veränderungen beim Gegenüber erwartet.

Beispiel: Paartherapie

Im Rahmen einer Paartherapie werden die Beteiligten aufgefordert, drei Verhaltensweisen zu nennen (aufzulisten), die sie bei der anderen Person häufiger sehen möchten. Über eine Checkliste (Verhaltensbeobachtung) wird die Grundrate der gewünschten Verhaltensweisen gemessen. Nun wird ein Münzsystem etabliert. Jede Person erhält vom Gegenüber eine zuvor festgelegte Menge an Münzen oder ähnliche Token für das Zeigen der gewünschten Verhaltensweisen. Dabei muss das erwünschte Zielverhalten genau bestimmt werden. Es muss ferner das Kriterium für die Verstärkung (Vergabe einer oder mehrerer Münzen) verbindlich festgelegt werden. Es wird außerdem festgelegt, gegen welche Aktivitäten bzw. Tätigkeiten die Münzen eingetauscht werden können. In der Folge steigen die Häufigkeiten erwünschter Verhaltensweisen (dazu gehörten Gesprräche, gemeinsame Unternehmungen, Küssen, körperliche Nähe, Sex) stark an und bleiben über ein Jahr auf hohem Niveau erhalten, auch wenn die Münzverstärker nach einigen Wochen eingestellt werden. Die Paare berichten auch von viel größerer Zufriedenheit mit ihrer Beziehung.

Vorteile sekundärer Verstärker

Wie bereits betont, haben sekundäre Verstärker zahlreiche Vorteile:

- Die Anzahl der Münzen kann eine einfache, zahlenmäßige Relation zu dem Umfang der Verstärkung aufweisen.
- Die Münzen sind einfach herumzutragen und bleiben im Besitz des Betreffenden, selbst wenn man sich in einer Situation befindet, welche weit von derjenigen entfernt ist, in der die Münzen erworben wurden.
- Es gibt kein Maximum der Anzahl von Münzen, die jemand besitzen kann. Sättigung wie bei primären Verstärkern ist nahezu ausgeschlossen.
- Münzen können direkt zum Eintauschen von Verstärkern (primäre Verstärker, Tätigkeiten) verwendet werden.
- Münzen sind dauerhaft, können bei verzögerter Darbietung gegenwärtig sein und lassen sich weitgehend unzerstörbar machen.
- Physikalische Merkmale der Münzen lassen sich leicht standardisieren.
- Münzen können unverwechselbar und fälschungssicher gemacht werden.

Allerdings können Münzen gehamstert, gestohlen und erschwindelt werden und damit ihren Wert für den Verhaltensaufbau verlieren.

3.3 Token Economy (Münzverstärkungssysteme)

Das Token-Economy-System (Münzverstärkungssystem) ist ein strukturiertes operantes Verfahren zur Verhaltensmodifikation. Häufig werden dabei Laien (z.B. Eltern, Paare, Erzieher:innen, Lehrkräfte) als Hilfstherapeut:innen eingesetzt. Für ein definiertes Zielverhalten werden Token als generalisierte konditionierte Verstärker gegeben, die gegen eine Vielzahl primärer Verstärker bzw. Verstärker in Form von gemeinsamen Aktivitäten und Tätigkeiten eingetauscht werden können.

Münzverstärkungssysteme

Token Economys setzen die Prinzipien der Verstärkung von Verhaltensweisen systematisch ein, um erwünschtes Verhalten wahrscheinlicher zu machen und um unerwünschtes Verhalten zu verringern. Token Economys bedienen sich der differenziellen Verstärkung, indem Verhaltenskonsequenzen (C) benutzt werden, um das Verhalten zu steuern. Als flexibel einsetzbare Verstärker werden dabei Münzen (Token) oder Gutscheine (Voucher) verwendet, die ihrerseits für primäre oder andere sekundäre Verstärker, Aktivitäten und Tätigkeiten eingetauscht werden können. Das Ziel ist, Verhalten durch Verstärker zu steuern, wobei möglichst rasch von einer Fremdkontrolle zu einer Selbstkontrolle übergegangen werden soll.

Erfolgsvoraussetzungen

Folgende *Voraussetzungen* gelten für die Anwendung von Token-Economy-Systemen (Kazdin & Bootzin, 1972):

- Erwünschte Verhaltensweisen und verfügbare Verstärker müssen bekannt und klar definiert sein.
- Regeln des Verdienens, Ausgebens und evtl. Verlierens von Token müssen bekannt sein; der Tauschwert der Token ist eindeutig festzulegen.
- Wenn ein:eine Patient:in Fortschritte macht, werden nach und nach mehr oder schwierigere Aktivitäten für eine Münze verlangt und die Zahl der Münzen, die gegen einen primären Verstärker eingetauscht werden können, wird angehoben.

Interventionsregeln

Das therapeutische *Vorgehen* erfordert:

- Identifikation von Zielverhaltensweisen: Es werden zunächst die Zielverhaltensweisen bestimmt und möglichst konkret und eindeutig definiert. Ist der Zielbereich z. B. das Sozialverhalten und die soziale Kompetenz eines chronisch schizophrenen Patienten, so ist zu definieren, was damit gemeint ist. Dies kann z. B. die Teilnahme am Gruppengespräch sein, eine kurze Unterhaltung mit einem Mitpatienten oder auch das Grüßen beim Eintreten in den Gruppenraum.
- Bestimmung der Token: Es wird festgelegt, welche Token als Tauschmittel dienen (z. B. Plastik-Chips, Smileys, Sternchen, Münzen, Klebepunkte).
- Zu Anfang sollten viele Token für Verhaltensweisen mit geringer Auftretenswahrscheinlichkeit gegeben werden.
- Planung des Umtauschs: Wann werden die Token vergeben, wie viele werden für ein bestimmtes Verhalten gegeben? Wie findet die Übergabe statt? Ist eine prozessabhängige Anpassung möglich, mit der sich eine Preis-Leistungs-Balance erreichen lässt? Wer legt den Tauschwert fest: Therapeut:in oder Patient:in? Sind unter Umständen beide beteiligt? Wofür gibt es Token? Für Objekte oder Aktivitäten? Gibt es Hierarchien von Aktivitäten?
- Festlegung der Hintergrundverstärker für den Eintausch der Token: Welche Hintergrundverstärker sind für die Patient:innen relevant? Sind diese Hintergrundverstärker nur über die Token zu bekommen? Wie sieht das Umtauschverhältnis aus?
- Transparenz: Zielverhalten, Umtauschsystem und Verhaltenskonsequenzen müssen für alle Beteiligten transparent sein.
- In einer Klinik bzw. Wohngruppe ist die Kooperation sämtlicher Mitarbeiter:innen notwendig. Dies gilt vor allem für die Beobachtung und Protokollierung des Zielverhaltens. Die Zielverhaltensweisen sind so zu spezifizieren, dass Interpretationen von Mitarbeiter:innen oder Patient:innen unnötig sind.
- Situative Bedingungen sollten so arrangiert werden, dass das erwünschte Verhalten auch positive Veränderungen in der Umwelt der Patient:innen bewirkt.
- Das Zielverhalten sollte auch außerhalb des Tokensystems für die Patient:innen in ihrer Umwelt Bedeutung haben.

- Die einzutauschenden Verstärker dürfen nur und allein durch Verstärker im Tokenprogramm erreichbar sein.
- Eine sukzessive Verlängerung des Intervalls zwischen Vergabe und Einlösen der Token stabilisiert das Verhalten und fördert die Frustrationstoleranz.

Token Economy bei Einnässen, Arbeitsverhalten

Token- oder Punktsysteme werden oft im Rahmen der Kinderpsychotherapie eingesetzt. So etwa im Rahmen einer Enuresis-Behandlung oder beim Aufbau von Arbeitsverhalten.

3.3.1 Trockenbetttraining bei Enuresis

Punktesystem bei Enuresis

Mit einem sechsjährigen Jungen, der bislang jede Nacht einnässte, wurde ein Punktesystem etabliert:

- 1 Stern für das Wachwerden während des Einnässens oder nachdem eingenässt wurde.
- 1 Stern, wenn das nasse Betttuch selbst abgezogen und in den Wäschekorb gelegt wurde.
- 1 Stern, wenn beim Neubezug des Betts mitgeholfen wird.
- 2 Sterne, wenn die Toilette aufgesucht wird, ohne dass das Bett nass gemacht wurde.
- 5 Sterne für eine trockene Nacht.

Nach zwei Wochen wurde das Punktesystem verändert. Für Wachwerden und Bettwäschewechseln gab es ab dann keine Punkte mehr. Dafür wurden für das Aufsuchen der Toilette, ohne das Bett nasszumachen, drei Sterne und für eine trockene Nacht wurden acht Sterne gutgeschrieben. Die Eintauschtabelle (vgl. Kasten) veränderte sich im Laufe der Behandlung. Die hier festgelegten Verstärker konnten später nur noch durch die Punkte für Trockenwerden erreicht werden. Die eingetauschten Sterne wurden jeweils auf dem Schaubild durchgestrichen (vgl. Abbildung 10). Das Schaubild hing öffentlich in der Wohnung aus und der Sechsjährige klebte morgens die erreichten Sterne selbst auf.

Token-Verstärker-Zuordnung eines Sechsjährigen mit Enuresis

3 Sterne = Lieblingsnachtisch bzw. Nachtisch bestimmen

5 Sterne = Eine Stunde Computerspiel oder TV

10 Sterne = Zwei Stunden Computerspiel oder TV oder Brettspiel mit der ganzen Familie

15 Sterne = Gemeinsame Tätigkeit mit Vater (z. B. Kino, Zoo, Sportveranstaltung, Angeln)

20 Sterne = Selbstbestimmte Tätigkeit (z. B. Reitstunde, Karate-Schnupperkurs, Football)

Mit Erreichen des Kriteriums „14 Tage durchgängig trocken", fand eine Familienfeier mit verschiedenen (vom Kind zu bestimmenden) Spielen und Aktivitäten sowie ein Restaurantbesuch statt. Dazu wurden die Großeltern eingeladen.

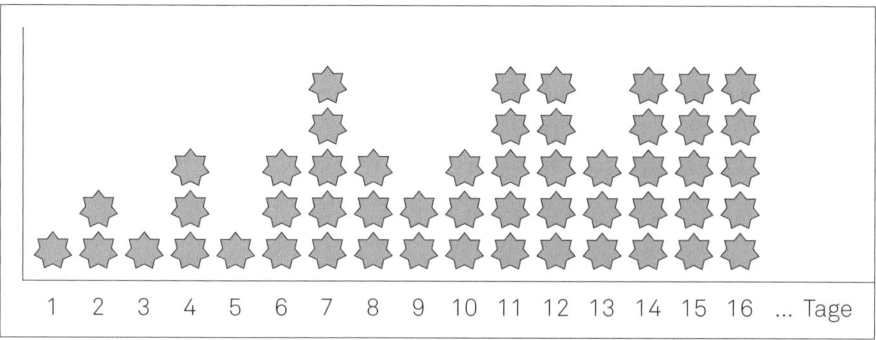

Abbildung 10: „Trockene Nächte", die ein sechsjähriger Junge, der bislang jede Nacht einnässte, nach der Einführung eines Punktesystem schaffte.

3.3.2 Aufbau von Arbeitsverhalten

Ein Student, der bereits im fünften Semester eingeschrieben war, jedoch zahlreiche Prüfungen vermieden bzw. aufgeschoben hatte und so bestenfalls die Leistungen von zwei Semestern vorweisen konnte, kam zur studentischen Beratungsstelle mit der Bitte um Hilfe, da er schlecht lerne und ständig Arbeiten aufschiebe. Er surfe viel im Netz, verbringe Stunden mit Schachspielen im Netz, treffe sich viel mit seiner Clique, um zu Flippern und Poolbillard zu spielen. Auch gehörte er der universitären Hockeymannschaft an. Gerne traf er sich auch mit seiner Freundin, eine Beziehung, die schon zwei Jahre bestand. Die Freundin, recht erfolgreich in ihrem Studium, bestehe nun darauf, dass er sich Hilfe suche, um sein Studierverhalten zu verbessern und sein Bachelorstudium in nicht zu ferner Zeit abzuschließen.

In der Problem- und Verhaltensanalyse wurde schnell deutlich, dass er während der Schulzeit kein geeignetes Arbeitsverhalten erlernt hatte. Vorbereitungen, selbst auf Prüfungen, beschränkten sich auf wenige Arbeitsphasen, waren meist gar nicht nötig. Seine Eltern kümmerte das nicht, da er das jeweilige Klassenziel immer schaffte. Es wurde ferner deutlich, dass er viele verstärkende Aktivitäten und Tätigkeiten hatte, denen er schon früher lieber nachging als zu lernen. An der Universität waren nun längere Arbeitsphasen und die Beschäftigung mit gelegentlich frustrierenden, für ihn wenig interessanten Inhalten erforderlich. Dank seines ungeschickten Arbeitsverhaltens hatte er sich bereits einige Misserfolge (bei Präsentationen, Hausarbeiten, Klausuren) eingehandelt. Dagegen waren seine Clique, seine Freundin, seine Spiele und sein Sport angenehme Beschäftigungen und erfolgreiche Ablenkungen.

Aufbau von Arbeitsverhalten

Unter Einsatz von operanten Interventionen wurde sich im Rahmen der Therapie darauf geeinigt, dass der schrittweise Aufbau von Arbeitsverhalten, regelmäßiges und allmählich ausgeweitetes Lernen für das Studium und das Aushalten von Frustration beim Lernen die therapeutischen Ziele sind. Erreicht werden sollten diese Ziele durch ein Verstärkungsprogramm für das Sitzen am Schreibtisch bzw. in der Bibliothek, das Bearbeiten von studiumsbezogenem Material, das Wiederholen von Lernstoff und das Verfassen von Referaten bzw. Hausarbeiten. Dafür wurde die Gestaltung des Schreibtisches festgelegt (vgl. Kapitel 3.4): Lediglich der Laptop und das für das jeweilige Stoffgebiet relevante Material waren erlaubt. Alles andere, insbesondere Handy, Comics, Spiele, Bücher wurden in Regale bzw. Schubladen außer Sicht weggeräumt. Die Beantwortung von Anrufen bzw. Chats und auch das Öffnen der Wohnungstür waren während der festgelegten Arbeitszeit nicht erlaubt. Das Handy war stumm zu schalten und in eine Schublade zu verstauen. Bei Arbeiten in der Bibliothek oder bei Treffen mit Arbeitsgruppen war entsprechend zu verfahren. Das Tokenprogramm bestand darin, dass sich der Student für das Einhalten der vereinbarten Arbeitszeit Punkte vergeben durfte. Die Kontrolle der Arbeitszeit und des Erreichens des Kriteriums erfolgte durch den Therapeuten und die Freundin. Dafür hatte der Student den Beginn der Arbeit am Schreibtisch bzw. in der Bibliothek per SMS sowohl dem Therapeuten als auch der Freundin mitzuteilen. Ebenso das Erreichen des vereinbarten Arbeitskriteriums und die Anzahl der Punkte, die er sich dafür gutschrieb. In dieses Tokensystem war nur die Freundin mit eingeweiht.

Folgende Punkte wurden für studiumsbezogenes Arbeiten vergeben:

- 1 Punkt für jede 15 Minuten am Schreibtisch bzw. in der Bibliothek, Bearbeiten von studiumsbezogenem Material.
- 1 Punkt zusätzlich bei Erreichen von 60 Minuten am Schreibtisch bzw. in der Bibliothek, Bearbeiten von studiumsbezogenem Material.
- 1 Punkt für den Besuch der Lehrveranstaltung verbunden mit aktiver Beteiligung.
- 1 Punkt für das Einhalten einer Deadline, z. B. die rechtzeitige Abgabe einer Hausarbeit.
- 1 Punkt für die Teilnahme an einer Prüfung, einer Klausur, einem Referat.

Die erreichten Punkte konnten für verstärkende Aktivitäten eingetauscht werden:

Token-Verstärker-Zuordnung eines Studenten mit Lernschwierigkeiten

2 Punkte = Spiele im Netz, am PC, am Handy
3 Punkte = Treffen mit der Clique oder Freundin
3 Punkte = Hockeytraining und Sport
5 Punkte = Übernachten bei der Freundin
10 Punkte = Wochenende bei bzw. mit Freundin verbringen

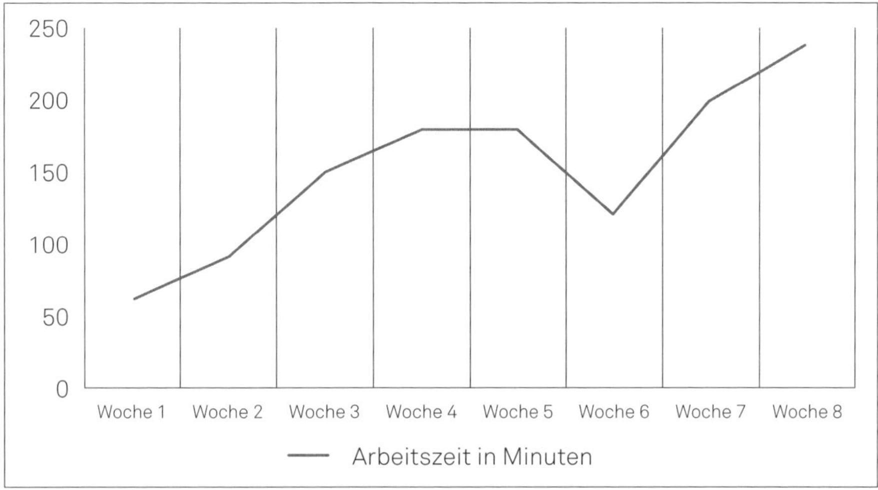

Abbildung 11: Verbesserung des Arbeitsverhaltens innerhalb von 12 Wochen (Arbeitszeiten summiert pro Woche)

Keine dieser verstärkenden Tätigkeiten war sonst erlaubt bzw. zugänglich, der Student konnte die verstärkenden Tätigkeiten nur durch Umtausch des Punktekontos erreichen. Ohne ausreichende Punkte auf seinem Konto waren die genannten Tätigkeiten und Kontakte nicht zugänglich. Die Verbesserung des Kontostands konnte jedoch jederzeit und rasch durch Beschäftigung mit Inhalten des Studiums erreicht werden.

Das Arbeitsverhalten, die Teilnahme am Studium und die Studienleistungen verbesserten sich innerhalb von wenigen Wochen (vgl. Abbildung 11). Das Tokensystem wurde nach drei Monaten eingestellt, da die ursprünglichen Ziele erreicht waren und sich das selbstgesteuerte Arbeitsverhalten stabilisiert hatte.

3.3.3 Gutscheine (Voucher) in der Suchttherapie

Voucher für Abstinenz

Abstinenz ist das erwünschte Zielverhalten bei allen Abhängigkeitserkrankungen. Zur Erreichung dieses Ziels ist der Nichtkonsum (oder der kontrollierte Konsum) von Alkohol, Nikotin, Marihuana, unterschiedlichsten Drogen bis hin zu Nahrungsmitteln (z.B. Süßigkeiten) das durch Verstärkung aufzubauende Verhalten. Da Nahrungsmittel und Drogen primäre Verstärker darstellen, ist der Verzicht bzw. kontrollierte Konsum ein besonders schwieriges Unterfangen. Herausfordernd ist die Veränderung des Verhaltens auch deshalb, weil es meist im privaten, in einem der Beobachtung schwer zugänglichen Rahmen stattfindet. Entscheidend ist daher die Verwendung besonders mächtiger sekundärer Verstärker, die aufgrund möglichst objektiver Kriterien erlangt werden können. Bei Drogenkonsum bietet sich als objektives Kriterium immer die Konzentration von Drogen bzw. deren Abbauprozesse im Blut bzw. Urin an, während bei Nahrungsmitteln im Rahmen von Essstörungen das Körpergewicht als Kriterium genutzt werden kann. Als sekundäre Verstärker werden Gutscheine (Voucher, Token) verwendet, die meist gegen Geld bzw. den Zugang zu Tätigkeiten, die sonst nicht zugänglich sind, eingetauscht werden können.

Zum Beispiel können Menschen mit Kokainabhängigkeit im Rahmen einer Substitutionstherapie zur Entwöhnung Gutscheine erwerben, wenn sich bei den dreimal pro Woche erhobenen Urinanalysen keine Spuren der Droge nachweisen lassen. Alternativ und sogar mit höheren Erfolgsraten (Preston et al., 2001) können Gutscheine zunächst dafür vergeben werden, dass der Wert des Drogenmetabolits seit der letzten Analyse um 25 % gesunken ist, bevor Gutscheine für eine komplett negative Urinproben erworben werden können. Dieses gestufte Vorgehen (Verstärkungskriterium: 25 % Reduktion über drei Wochen, dann völlige Abstinenz) führt zu stabileren Erfolgsraten.

Die Anwendung von Vouchern wird inzwischen erfolgreich bei der Behandlung von Alkohol-, Nikotin-, Cannabis- und Opiatabhängigkeiten (mit dem Ziel der Abstinenz) eingesetzt. Diese operante Methode ist insbesondere bei spezifischen Gruppen, wie z. B. drogenabhängigen Jugendlichen und drogenabhängigen schwangeren Frauen sowie bei komorbiden mentalen Erkrankungen, wirksam.

„Overall, voucher-based incentives hold promise as an innovative treatment intervention that has efficacy across a wide range of substance abuse problems and populations."
(Higgins et al., 2002, S. 887)

3.3.4 Weitere Anwendungsbereiche von Token Economy

Einsatz bei schweren, chronischen Störungen

Token Economy wird bei verschiedenen Störungen in der Klinik, in der Rehabilitation, im Rahmen ambulanter Therapien und im pädagogischen Feld eingesetzt. Bei Menschen mit schweren und chronifizierten psychischen Erkrankungen wurden damit erfolgreich Sauberkeitsverhalten, Selbstständigkeit, Sozialverhalten, die Arbeitssuche usw. gefördert und bizarres, abweichendes Verhalten konnte abgebaut werden (Watzl & Cohen, 1998; Silverstein et al., 2001). Ein klassisches Beispiel für eine groß angelegte Interventionsstudie mit vernachlässigten Patient:innen wird im folgenden Kasten dargestellt. Die angeblich an einer „chronischen Schizophrenie" erkrankten Patient:innen, befanden sich in einer Einrichtung, in der sie bisher lediglich „aufbewahrt" wurden (Paul & Lentz, 1977).

Token-Economy-Programm (Paul & Lentz, 1977)

Das Programm wurde für chronisch psychiatrische Patient:innen mit schwersten Erkrankungen und langjähriger Hospitalisierung entwickelt. Die Interventionen wurden jeweils von gut trainiertem Personal durchgeführt. Die drei untersuchten Gruppen bestanden aus jeweils 28 Patient:innen. Der Beobachtungszeitraum erstreckte sich über viereinhalb Jahre, wobei wiederholt eine gut strukturierte Evaluation durchgeführt wurde.

Problematisches Verhalten, das durch die Intervention verändert werden sollte, war zum Beispiel andauerndes Schreien, Mutismus, Inkontinenz und auch zum Teil aggressives Verhalten. Gefördert wurde vor allem kooperatives Verhalten, Regeln einhalten, angemessenes Ess- und Tischverhalten, angemessenes Hygieneverhalten.

Behandlungsbedingungen

Es wurden drei Behandlungsbedingungen verglichen: Soziales Lernen, Milieutherapie und Routinebehandlung. Im Zentrum des sozialen Lernens stand ein Token-Economy-Programm. Token konnten durch Körperpflege erworben werden, die täglich nach 11 Gesichtspunkten bewertet wurde: Bettenmachen, angemessenes Verhalten bei Tisch, Teilnahme am Unterricht, angemessene Sozialkontakte. Die Token konnten für Mahlzeiten (primäre Verstärker) und kleine Luxusartikel (sekundäre Verstärker) eingetauscht werden.

Im Rahmen des Tokenprogramms wurden Verhaltensformung, Hilfestellung durch Modelle und Prompting eingesetzt. Wichtig ist, dass die Verhaltenstrainings individualisiert waren, dass z. B. die individuellen Schwierigkeiten bei der Tokenvergabe berücksichtigt wurden und dass die Patient:innen 85 % der Zeit an einem Tag beschäftigt waren.

Ergebnisse

Soziales Lernen (mithilfe von Token Economy) bewirkte eine deutliche (hoch signifikante) Verringerung positiver und negativer schizophrener Symptomatik. Es verbesserten sich die Körperhygiene, das Ordnungsverhalten und vor allem auch die sozialen und beruflichen Fertigkeiten. 10 % der Patient:innen konnten entlassen werden und unabhängig leben. Der Gebrauch von Neuroleptika konnte von 90 % auf 10 % reduziert werden.

Bei geistig behinderten Personen konnten die Selbstständigkeit, das Sozialverhalten und das Arbeitsverhalten gefördert werden. Interventionen im Klassenzimmer in der Vor- und Grundschule bedienen sich z. B. bei hyperaktiven Kindern der Münzverstärkung. Im Suchtbereich konnte eine Reduktion von Drogenmissbrauch (vor allem Kokain) erreicht werden (Petry et al., 2007).

Bei übergewichtigen Jugendlichen konnten gezielte Verstärkerpläne eine Gewichtsabnahme fördern (Epstein et al., 2005). Münzverstärkungsprogramme können auch bei mangelnder Motivation der Klient:innen eingesetzt werden. Sie können selbst bei schwerer und generalisierter Symptomatik, bei Patient:innen mit langer Hospitalisierungsgeschichte und selbst bei Persönlichkeitsstörungen erfolgreich zum Einsatz kommen (Ortega, 2004).

3.3.5 Probleme und Kritik

Schwierigkeiten und Kritik

Bei allen Vorteilen, die mit Münzverstärkungssystemen verbunden sind, gibt es doch auch Nachteile. Folgende Probleme werden immer wieder hervorgehoben:

- *Organisatorischer Aufwand.* Der organisatorische Aufwand bei der Umsetzung eines solchen Programms in einer Institution ist erheblich. Sämtliche Mitarbeiter:innen müssen nicht nur ausgebildet werden, sondern sollten das Verfahren auch konsistent anwenden.
- *Bestrafung.* Offensichtlich kann leicht eine Tendenz entstehen, Token als Disziplinierungsinstrumente einzusetzen, was zu Vermeidungsverhalten führt.
- *Ausblenden der Verstärker.* Beim notwendigen Ausblenden der Verstärker kann es zu Rückschritten im zuvor aufgebauten Verhalten kommen, und nur manche Verhaltensweisen bleiben auch nach Beendigung des Programms bestehen.
- *Ethische Probleme.* Token-Economy-Programme wurden häufig aus ethischen Gründen kritisiert. Die Programme werden als willkürliche Verfahren betrachtet, die zur Unselbstständigkeit erziehen, als mechanische Dressur, bei der der freie Wille missachtet werde. Bei den länger zurückliegenden Interventionsbeispielen muss man in der Tat annehmen, dass die Patient:innen ohne ausreichende Aufklärung und ohne informierte Einwilligung teilnahmen.
- *Störungskonzept.* Am Vorgehen der Münzverstärkung wird kritisiert, dass diesem ein oberflächliches Verständnis der Störung zugrunde liege, ohne dass die tatsächlichen Verhaltensursachen berücksichtigt würden.
- *Wirksamkeit.* Bisher liegen kaum direkte Vergleiche der Wirksamkeit von Token-Economy-Programmen mit anderen Verfahren vor.
- *Künstliche Verstärkungsbedingungen.* Durch die prompte Belohnung des Verhaltens findet eine künstliche Verstärkung statt, die im Alltag selten gegeben ist.
- *Generalisierung.* Es wird bezweifelt, dass durch Münzverstärkersysteme aufgebautes Verhalten auf Alltagssituationen unter anderen Rahmenbedingungen generalisiert. Dazu ist die Befundlage jedoch widersprüchlich.

Trotz der großen Erfolge werden Münzverstärkungsansätze selten angewandt. Glynn (1990) macht dafür fünf Faktoren verantwortlich: Widerstand beim Personal, kürzere Klinikaufenthalte, verbesserte gemeindenahe Versorgungsangebote, Finanzierung und Budget-Einschränkungen sowie rechtlich-ethische Bedenken.

3.4 Stimuluskontrolle

Stimuli steuern Verhalten

Unter Stimuluskontrolle versteht man die Beeinflussung von Verhalten durch die geplante Anwendung und Kontrolle der dem Zielverhalten vorausgehenden Reizbedingungen, die z. B. durch Verstärkungserfahrungen ihren Auslösecharakter erworben haben. Eine genaue Beobachtung des Verhaltensstroms und dessen Variabilität macht schnell deutlich, dass bestimmte Stimuli (Reize, Situationen) zuverlässig ein bestimmtes Verhalten nach sich ziehen. So folgt auf die Beendigung des Essens bei Raucher:innen meistens der Griff zur Zigarette. Oder bei einem Glückspielsüchtigen löst der Anblick der häufig besuchten Kneipe mit Spielautomaten das Glückspielverhalten aus. Oder der Geruch bzw. der Anblick des Lieblingsgetränks erzeugt Verlangen, Appetit und schließlich Konsumverhalten.

Beispiel: Sexuelle Aktivität

Die Erscheinung einer Person, deren Eigenheiten und Gesprächsthemen können als diskriminative Reize dienen, welche die Möglichkeit von Annäherung bis hin zu sexueller Aktivität anzeigen. Diese Reize können „geheime Symbole" oder für eine Subkultur spezifische Stimuli sein. Im Rahmen eines studentischen Projekts konnte eine bestimmte Art von Anstecknadel in verschiedene Richtungen gedreht werden, um die Bereitschaft des:der Träger:in für eine Verabredung anzuzeigen. Wie es bei allen diskriminativen Reizen der Fall ist, muss ein:eine Beobachter:in lernen, auf diejenigen Aspekte der Reizsituation zu achten, die eng mit Verstärkung, in diesem Fall der Verabredung, und weiteren Optionen verbunden sind. War eine Person unaufmerksam oder kannte sie das geheime Symbol nicht, so konnte sie viel Zeit mit dem Versuch verbringen, sich mit einer ihr attraktiv erscheinenden Person zu treffen, nur um dann festzustellen, dass diese bereits einen festen Partner bzw. eine feste Partnerin, eine andere sexuelle Orientierung oder keine Lust auf eine Beziehung hatte, eben wie es die Richtung der Anstecknadel anzeigte.

Stimuluskontrolle ist das häufigste und auch im Alltag gebräuchlichste Mittel, ein bestimmtes Verhalten hervorzurufen (S^D) oder zu unterbinden (S^Δ). Beispiele sind: Bei Rot an der Ampel anhalten, bei Erscheinen des Richters oder der Richterin im Verhandlungssaal aufstehen, den Hut bei einer Beerdigung abnehmen, Platz bei Blaulicht und einem Martinshorn machen oder als

Schüler:in verstummen, wenn die Lehrkraft erscheint. Durch die Kontrolle der einem Verhalten vorausgehenden Bedingungen kann das Auftreten und die Häufigkeit eines zu Verstärkung führenden Verhaltens beeinflusst werden. Verhalten, das unter bestimmten Bedingungen gezeigt wird, wird aufgrund erfahrener positiver oder auch negativer Konsequenzen abhängig von diesen Bedingungen. Durch diese Kopplung, vor allem nach mehrfacher Erfahrung, lernt das Individuum, dass bei bestimmten Reizbedingungen (z.B. Lächeln eines Fremden) ein bestimmtes Verhalten (z.B. Kontaktaufnahme, Annäherung) die Wahrscheinlichkeit der positiven Konsequenzen (z.B. Beziehung, Freundschaft bis hin zu sexuellem Kontakt) erhöht und ein anderes Verhalten (z.B. grimmiger Gesichtsausdruck des Gegenübers) ein bestimmtes Verhalten (z.B. Kontaktaufnahme) reduziert. Stimuli erfahren rasch eine Generalisierung, sodass ein Verhalten unter vielen Reizbedingungen auftreten kann. Beispiele dafür sind Essverhalten, Abhängigkeitsverhalten, aber auch Arbeitsverhalten.

Verschiedene Gruppen von Stimuli

Fünf Gruppen vorausgehender Stimuli können unterschieden werden:

- *Diskriminierende Stimuli (S^D):* Reize, die aufgrund früherer Erfahrungen von Reiz, Reaktion und Verstärkung aneinandergekoppelt werden, z.B. Essenszeit, Händewaschen und Lob; Aufstehen, Zähneputzen und Lob; Verabredung zu bestimmter Uhrzeit, pünktliches Eintreffen und Lob.
- *Inhibitorische Stimuli (S^Δ):* Reize, die ein bestimmtes Verhalten hemmen und nicht auftreten lassen, z.B. Chefin oder Lehrerin betritt den Raum, Gespräche verstummen, Herumstehen endet, Handys werden weggesteckt, was zu Lob bzw. Ausbleiben von Kritik (negative Verstärkung) führt. Ein weiteres Beispiel ist die Anwesenheit der Mutter, die dazu führt, dass das Computerspielen beendet wird.
- *Verbale Stimuli, Regeln:* Diese können den Charakter von diskriminativen und inhibitorischen Stimuli haben. Beispiele sind Gesetze, Vorschriften, Abmachungen und Regeln, deren Einhaltung belohnt und deren Verletzung bestraft wird. Dazu gehören Hilferufe, Stopp- bzw. generell Verkehrsschilder, die Artikel im Grundgesetz, Ausrufe wie „Bitte herhören!", aber auch Verhaltensverträge in der Therapie, Selbstinstruktionen zur Aufmerksamkeitslenkung usw.
- *Fördernde Stimuli:* Reizbedingungen, die Verhalten erleichtern, sowie Hilfestellungen und situative Bedingungen, die ein bestimmtes Verhalten begünstigen. Beispiele sind verbale bzw. nonverbale Lernhilfen, ein aufgeräumter und strukturierter Arbeitsplatz, passende bzw. festliche Kleidung, Kneipe bzw. Bar.
- *Motivationale Reizbedingungen:* Die Wirkung von Verstärkern wird durch vorausgehende Einschränkung, Entzug bzw. Deprivation gesteigert, was den Handlungsdruck erhöht und Verhaltensäußerungen begünstigt.

Vielfältige Anwendungsbereiche

Anwendungsbereiche und -regeln. Stimuluskontrolle wird als ein Element der Therapie bei nahezu allen psychischen Problemen, in jeder pädagogischen

Praxissituation sowie in arbeits-, betriebs-, verkehrs- und werbepsychologischen Zusammenhängen eingesetzt. Die klinischen Indikationen sind:

- *Abhängigkeiten und Sucht:* Übergewichtstherapie, Reduktion des Rauchens, Kontrolle des Alkoholkonsums, des Drogenkonsums, der Tabletteneinnahmen.
- *Geistige Behinderung, Autismus:* Aufbau von Sprache, Aufmerksamkeit, Kooperation, Konzentration, Arbeits- und Lernverhalten, Spielen, Kontrolle der Selbststimulationen, Körperpflege.
- *Erziehungsprobleme:* In der Schule: Konzentrationsförderung, Aggressivität, Lärm, Arbeitsverhalten, Angst, Unsicherheiten. Im Heim: Sozialverhalten, Pünktlichkeit, Arbeitsverhalten, Verhaltensaufbau und -abbau bei Delinquenz, Rowdytum, Ladendiebstählen.
- *Aufmerksamkeits- und Impulskontrollstörungen:* Aufrechterhaltung der Aufmerksamkeit durch Reduktion ablenkender Stimuli, Kontrolle von impulsivem Verhalten (z.B. Glücksspiel, Selbstverletzung).
- *Leistungs- und Arbeitsstörungen:* Konzentrationsförderung, Arbeitsplanung, Arbeitsplatzgestaltung, Zeiteinteilung.
- *Schlafstörungen:* Ein- und Durchschlafprobleme, Alpträume.
- *Asthma und Atemnot* (vgl. Kasten).
- *Partnerschaftskonflikte, Ängste* und *sexuelle Probleme* (z.B. Pädophilie, Funktionsstörungen).
- *Gemeindebezogenes* bzw. *stationäres Verhalten* bestimmter Gruppen wie Regeln des Zusammenlebens, Wahrnehmung von Versorgungsangeboten, Aktivitätenaufbau und Erhaltung, Selbsthilfe, Einhalten von präventiven Maßnahmen.
- *Depressives und wahnhaftes Verhalten:* Förderung von konstruktiven und positiven Gedanken, Begrenzung von zweifelnden, misstrauischen und paranoiden Gedanken, Reduktion von Rückzug und Förderung alternativen Verhaltens.

Neben diesen Indikationen gibt es sicherlich noch einige weitere Anwendungsgebiete für die Stimuluskontrolle.

Stimuluskontrolle bei Asthmaanfällen

Asthmaanfälle und damit verbundene Atemnot stellen eine stark beeinträchtigende, ängstigende Erfahrung (C–) dar. Es wurde mehrfach gezeigt, dass Situations- und Reizbedingungen (S^D) schnell zu Auslösern eines Asthmaanfalls bzw. dessen Kontrolle führen. So können das Mundstück des Inhalationsgeräts, der Anblick von Goldfischen, Blumen oder auch andere Menschen zum Stimulus für Atemnot und heftige Anfälle werden. Es konnte jedoch auch gezeigt werden, dass bestimmte Stimuli (bestimmte Personen, Armschmuck, Atmen durch das Inhaliergerät) wie Sicherheitssignale wirken und einen Anfall beenden.

Beispiele: Interventionen mithilfe der Stimuluskontrolle

Interventionsbeispiele

- Um die Unruhe in der *Grundschulklasse* zu kontrollieren, wurde das Anschlagen einer Triangel als Zeichen für „Es ist zu laut, bitte ganz ruhig werden, wir machen erst weiter, wenn es still ist“ eingesetzt.
- Im *Sprachunterricht* geistig behinderter Kinder und Erwachsener werden zur Begriffsbildung und beim Lesenlernen sowohl Bilder als auch Schriftzeichen verwendet, bis schließlich Buchstaben allein Bedeutungsträger sind.
- Bei einer *Raucherentwöhnung* wird ein Ort im Haus bestimmt (z. B. Kellerraum), der fortan der einzige Ort ist, an dem geraucht werden darf. Später wird ein Ort außerhalb der Wohnung oder gar außerhalb des Wohnortes gewählt.
- Im Rahmen der *Übergewichtstherapie* werden meist folgende Stimuluskontrollen abgesprochen: Situation, in der Essen stattfindet, begrenzen auf einen bestimmten Raum, einen bestimmten Stuhl, eine bestimmte Essplatzgestaltung, einen bestimmten Zeitraum; nicht alles aufessen, sondern Reste lassen; Essenszeiten vorausplanen; keine fertig zubereiteten Esswaren lagern; auf innere Reize achten und dafür alternative Reaktionen bereithalten (z. B. Entspannung statt Essen bei Stress oder Ärger); Selbstinstruktionen in Situationen der Versuchung einsetzen, bestimmte äußere Reize (z. B. Geschäfte) meiden, unter Umständen einen anderen Weg nehmen.
- *Arbeitsstörungen* hängen häufig damit zusammen, dass der Arbeitsplatz chaotisch aussieht, viel Ablenkung bietet und störende Geräusche vorhanden sind. Entsprechende Stimuluskontrollen sind: den Arbeitsplatz strukturieren (nur das Benötigte liegt auf dem Tisch), die Arbeitszeit planen (nicht den ganzen Tag, sondern in Abschnitten mit Pausen), keine Störungen während der Arbeitsphasen erlauben, Hilfsmittel (Papier, Bleistift) bereitlegen und so weiter. Die Realisierung der Stimuluskontrolle kann in vielfältiger Weise erfolgen. Sie ist immer von der individuellen Situation abhängig.

Interventionsregeln

Bei der *Anwendung von Stimuluskontrolle* zur Verhaltensförderung bzw. -inhibition sollten folgende *Regeln* beachtet werden:

- Die funktionale Beziehung zwischen vorausgehenden Stimuli und einem bestimmten Verhalten, das reduziert oder aufgebaut werden soll, ist durch vorausgehende Verhaltensbeobachtungen und Verhaltensanalyse, nicht durch Deduktion aus theoretischen Überlegungen zu identifizieren.
- Stimuli für unerwünschtes Verhalten sind zu beseitigen, auszuschließen bzw. zu vermeiden.
- Stimuli für erwünschtes Verhalten sind zu implementieren, aufzustellen, anzubringen, in den Mittelpunkt zu stellen, zu fördern, darauf aufmerksam zu machen.

- Diese Stimuli sollten möglichst auffallen und aus den gewohnten Reizbedingungen herausstechen, deutlich und unkompliziert sein.
- Die Hilfen dürfen nicht zu lebensfremd sein. Besonders hilfreich sind soziale Stimuli, z. B. ein Freund holt den Patienten zum Spazierengehen ab.
- Bereits vorhandene Stimuli, die das erwünschte Verhalten fördern, sollten eine zentrale Position erhalten.
- Wurden künstliche Stimuli zur Verhaltenskontrolle verwendet, sollten allmählich und schrittweise natürliche Reizbedingungen eingeführt werden.
- Die Kopplung von (neuen) Stimuli und Verhalten muss von positiver Verstärkung gefolgt werden, denn nur so kann der Reiz die verhaltensauslösende Funktion erhalten bzw. behalten.
- Stimuluskontrolle ist kein unbegrenzt einsetzbares Therapiemittel. Reize müssen variiert und erneuert werden. Vor allem gilt: Jede Präsentation von Reizen und Verhalten ohne Verstärkung schwächt die Kraft des Stimulus.

Voraussetzungen für Stimuluskontrolle

Voraussetzungen der Anwendung. Voraussetzung für den Einsatz der Stimuluskontrolle ist die Kenntnis über die Stimulusbedingungen für ein bestimmtes Verhalten. Idealerweise wird gemeinsam mit der Zielperson die Intervention entworfen, wobei das Vorgehen für alle Beteiligten transparent gemacht wird, einschließlich der Vermittlung des SORKC-Modells. Reaktionsketten von unerwünschtem Verhalten sollten möglichst frühzeitig unterbrochen werden. Je nach Problemsituation kann versucht werden, die Stimuli zu beseitigen (z. B. liegen bei zu häufigen Abschweifungen während des Lernens nur die Materialien für die spezifische Aufgabe auf dem Schreibtisch), die Stimuli einzugrenzen (z. B. E-Mails oder Neuigkeiten in Social Media nur alle zwei Stunden abrufen), Vereinbarungen schrittweise einzuführen (z. B. zunächst interessante Nachrichtenmagazine entfernen, dann die E-Mail-App und danach die Social-Media-Apps ausschalten) oder problematisches Verhalten von allen begleitenden Tätigkeiten zu isolieren (z. B. nur allein rauchen, ohne dabei zu lesen oder Kaffee zu trinken). Günstig ist außerdem, zusätzliche Stimulusbedingungen einzuführen (z. B. Erschwernisse einführen, wie z. B., dass nur vor der Haustür geraucht wird oder dass der Partner im Nebenraum arbeitet bzw. die Lerngruppe in der Bibliothek). Bei erwünschtem Verhalten wird ähnlich, jedoch mit umgekehrtem Vorzeichen vorgegangen. Das bedeutet vor allem, dass zusätzliche Stimuli für das erwünschte Verhalten gesucht werden und eindeutige Hinweisreize für das erwünschte Verhalten definiert werden.

Merke

Stimuluskontrolle darf nicht überzogen und zu häufig (unverstärkt) eingesetzt werden. Es gilt zu bedenken, dass jede nicht positiv verstärkte Präsentation eines Stimulus dessen Stärke hinsichtlich der Auslösung eines Verhaltens schwächt.

3.4.1 Realitätsorientierungstraining

Stimuluskontrolle bei Demenz

Das Realitätsorientierungstraining (ROT; Hautzinger, 2021b) ist ein in der Altenpflege entwickeltes Programm zum Umgang mit verwirrten alten Menschen. Es beruht auf lerntheoretischen Grundlagen, nutzt vor allem Stimuluskontrolle und positive Verstärkung und stellt gleichzeitig einen Rahmen dar, der es ermöglicht, auch andere therapeutische Interventionen zu integrieren.

Die Ziele des ROT sind: Verbesserung von Orientierung und Gedächtnis, Erhaltung der persönlichen Identität, Ermutigung von Kommunikation, Unterstützung sozialer Interaktion und konstruktive Einflussnahme in kritischen Phasen bzw. Situationen.

Man unterscheidet zwei Komponenten des ROT: Das Training des Pflegepersonals und das 24-Stunden-ROT.

Das 24-Stunden-ROT ist die Grundlage des Vorgehens. Es handelt sich um einen kontinuierlichen Prozess, in welchem das Stationspersonal bei möglichst jeder Interaktion Informationen vermittelt, die die betreute Person an Zeit, Ort und die pflegende Person erinnern sollen. Zusätzlich werden aktuelle Ereignisse kommentiert.

Beispiel für ein Realitätsorientierungstraining (ROT)

Die betreute Person wird daran erinnert, ...

- ... wer die pflegende Person ist (z.B. „Mein Name ist Barbara, ich bin hier die Stationshelferin.“).
- ... wo sie sich befindet (z.B. „Wir sind hier in Stuttgart Geroksruhe.“).
- ... welcher Tag, welches Datum, welche Tageszeit ist (z.B. „Heute ist Dienstag, der 12. Dezember. Wir haben jetzt 10.30 Uhr. Ich war heute Morgen schon mal hier und habe Ihnen beim Anziehen geholfen.“).
- ... was um sie herum vorgeht (z.B. „Wir machen jetzt gemeinsam einen Spaziergang zur Gymnastikhalle. Dort treffen wir noch Frau ... und Herrn ... Die beiden kennen Sie ja aus der Singstunde. Frau ... hat diese ganz helle Stimme.“).

Dabei ist Folgendes zu beachten:

- Kurze, einfache Sätze bilden.
- Zu Antworten und Wiederholungen ermutigen.
- Die Vergangenheit als Brücke zur Gegenwart nutzen.
- Konversation an spezifische Dinge koppeln, Humor einsetzen, Ereignisse kommentieren.

Die Umgebung auf der Station (z.B. WC, Bad, Speiseraum, Fernsehzimmer) wird mit Zeichen (z.B. farbigen Symbolen) und Hinweisen versehen, um durch diese Strukturierung den Patient:innen die Orientierung zu erleichtern und ihnen bewusst zu machen, wo sie sich befinden.

3.4.2 Ängstlich-zwanghaftes Verhalten

Neben zahlreichen anderen Interventionen kommt Stimuluskontrolle bei Generalisierten Angststörungen und bei Zwangsstörungen, vor allem zur Kontrolle von Zwangsgedanken und Grübeln, zum Einsatz. Wenn eine Person unter Sorgengedanken, Katastrophenbefürchtungen, Gedankenketten, Kontrollgedanken über den bisherigen Tagesablauf bzw. bisherige Handlungen in unterschiedlichsten Situationen und zu den unterschiedlichsten Tageszeiten leidet, dann lässt sich Stimuluskontrolle einsetzen.

Stimuluskontrolle begrenzt zwanghaftes Denken

Zwanghaftes Denken ist mit den unterschiedlichsten Reizbedingungen gekoppelt, weil die durch die Spannungsreduktion erlebte negative Verstärkung (C̸–) aufrechterhaltend wirkt. Dabei kann das zwanghafte Denken über längere Zeitstrecken andauern, sich ohne Lösung im Kreis drehen, Kraft kosten und kein Ende finden. Patient:innen stecken in den Gedankenkreisläufen richtig fest. Vor allem werden diese Gedankenkreisläufe über den ganzen Tag hinweg durch die unterschiedlichsten Stimuli ausgelöst. Stimuluskontrolle kann nun eingesetzt werden, indem gemeinsam mit den Betroffenen ein Ort (z. B. ein unbequemer Hocker im Flur), eine Uhrzeit und die Dauer für Zwangsdenken festgelegt wird. An keinem anderen Ort und zu keiner anderen Tageszeit soll zwanghaftes Denken stattfinden. Treten trotzdem Zwangsgedanken auf, so sind diese auf den festgelegten Ort und die festgelegte Zeit zu verschieben. Zur Unterstützung kann dazu ein Verhaltensvertrag (vgl. Kapitel 3.7) geschlossen werden.

3.5 Bestrafung

Bestrafung unterdrückt Verhalten

Wie bereits in Kapitel 1.11 dargestellt, ist das Ziel von Bestrafung die Unterdrückung bzw. Abschwächung von störendem, unerwünschtem und pathologischem Verhalten. So soll Raum für den Aufbau von neuem, alternativem und funktionalem Verhalten geschaffen werden. Bestrafungsverfahren zielen somit auf eine Senkung der zukünftigen Auftrittswahrscheinlichkeit eines Verhaltens und auf die Veränderung der Auslöserqualität einer bestimmten Situation durch Koppelung der zu senkenden Verhaltensweise bzw. Situation mit einem aversiven Reiz.

Anwendungsbedingungen. Bei der Anwendung aversiver Stimuli sollten zur Gewährleistung der Effektivität folgende Bedingungen berücksichtigt werden (vgl. auch den folgenden Kasten):

- Für den Einsatz von aversiver Verhaltenskontrolle (Bestrafung) sollte ein konkreter, klarer Plan festgelegt werden, der das zu bestrafende Verhalten genau spezifiziert und das Kriterium für die Bestrafung unmissverständlich festlegt.
- Bestrafung erfordert völlige Kontrolle über die Situation bzw. Person, andernfalls erzeugt Bestrafung Rückzug und Vermeidung. Das Ausbleiben der Strafe kann ein unerwünschtes Verhalten negativ verstärken.
- Die Einführung des Strafreizes sollte abrupt erfolgen, da eine langsame Steigerung die Gefahr der Gewöhnung birgt.
- Je stärker die Intensität, desto sicherer erfolgt eine Unterdrückung des Verhaltens. Die Stärke sollte daher so hoch sein, wie es ethisch vertretbar ist.
- Die Anwendung des Strafstimulus sollte kontingent und sofort nach dem zu senkenden Verhalten erfolgen.
- Bestrafung ist am wirksamsten, wenn der schädliche oder aversive Reiz (C–) nicht am Ende einer Verhaltenskette, sondern bereits zu einem frühen Zeitpunkt, also zu Beginn der Verhaltenskette angewendet wird.
- Zu Beginn der Bestrafung sollte der Strafreiz immer (d.h. kontinuierlich) verabreicht werden.
- Bestrafung nach einem intermittierenden bzw. diskontinuierlichen Plan zu verabreichen ist unwirksam.
- Die Strafreize sollten so lange eingesetzt werden, bis das unerwünschte Verhalten eliminiert ist.
- Längere Phasen von Bestrafung (aversiven Konsequenzen) sind zu vermeiden.
- Die Verabreichung von Strafreizen sollte möglichst unpersönlich, ohne lange Erklärungen und ohne soziale Interaktion erfolgen, um zu vermeiden, dass die strafende Person zu einem aversiven Stimulus wird.

Prinzipien beim Einsatz von Strafe

Prinzipien beim Einsatz von Bestrafung

- Bestrafung dient der Verhaltensabschwächung.
- Gleichzeitig sollte alternatives Verhalten belohnt werden, um so Diskriminationslernen zu fördern.
- Bestrafung soll eindeutig und spezifisch von der Situation (hierbei) und dem Verhalten (hierfür) abhängen.
- Die Kontiguität und Unmittelbarkeit von Bestrafung sollen gegeben sein.
- Die Bestrafung muss kontingent erfolgen, da jedes Ausbleiben der Bestrafung als Belohnung wirkt.
- Es darf keine Vermeidung, Ablenkung oder Flucht möglich sein.
- Die Intensität der Bestrafung sollte so stark wie gerade noch vertretbar sein, dabei müssen emotionale Überreaktionen aber unbedingt vermieden werden.
- Bestrafung sollte nicht dosiert, mit mehrfacher Ankündigung oder gestuft erfolgen.

- Strafe sollte von kurzer Dauer sein und erwünschtes Verhalten nicht behindern.
- Gleichzeitig mit der Bestrafung sollte keine Sympathie und Zuneigung gezeigt werden (ein C+ nach einem C– kann das Verhalten umso mehr verstärken).
- Die Herausnahme aus einer an sich belohnenden Situation („time out of reinforcement") wirkt dann als Strafe, wenn die Situation auch wirklich belohnend war und die neue Situation keinerlei positive Verstärker enthält.
- Motivation, die zum unerwünschten Verhalten führt, soll vermindert werden.
- Generalisierung der Bestrafung eines Verhaltens auf die Person (Persönlichkeit, Selbstwert, Einstellung) sollte vermieden werden, indem zwar ein bestimmtes Verhalten, aber nicht die Person bestraft wird.

Bei aller Problematik der Bestrafungsmethodik kann als gesichert angesehen werden, dass man mit gezieltem Einsatz aversiver Reize einen hemmenden Einfluss auch auf verschiedene unerwünschte, gefährliche bzw. klinisch relevante Verhaltensweisen und Reaktionen ausüben kann.

Merke

Bestrafungen (aversive Konsequenzen) schaffen kein neues Verhalten! Damit werden unerwünschte Verhaltensweisen unterdrückt. Unerwünschtes Verhalten lebt sofort wieder auf, sobald die Bestrafung entfällt bzw. seltener wird.

3.5.1 Direkte Bestrafung

Methoden der direkten Bestrafung (C–) sind Festhalten, laute Geräusche, unangenehme Gerüche, Hitzereize, Stromstoß, Erbrechen. Die Einführung realer aversiver Stimuli lässt sich dadurch umgehen, dass diese Reize in der Vorstellung des:der Patient:in hervorgerufen werden.

Beispiele

- Bekomme ich jedesmal, wenn ich mein Handy einschalte und ein bestimmtes Programm öffne, einen elektrischen Schlag, dann wird dieses Zielverhalten seltener und das Handy bekommt eine negative Stimulusqualität.
- Werden Verkehrsteilnehmer:innen jedesmal bei Überschreiten der vorgeschriebenen Geschwindigkeit geblitzt und an der nächsten Ecke angehalten, damit sie direkt einen Bußgeldbescheid erhalten, dann wird

die vorgeschriebene Geschwindigkeit eingehalten. Das aufgestellte Blitzgerät und ein bestimmter Straßenabschnitt wird zum Auslöser (Stimulus) für langsames Fahren und das Einhalten der Geschwindigkeitsbegrenzung.

- Schlägt ein Kind mit einer geistigen Behinderung seinen Kopf gegen die Wand und verschmiert seinen Kot im Zimmer, dann unterbinden Strafreize (akustische, elektrische, soziale) dieses Verhalten. Angemessenes Verhalten kann parallel durch positive (meist zunächst primäre) Verstärkung aufgebaut werden.
- Ein Mensch mit Alkoholabhängigkeit bestraft sich in der Vorstellung dadurch, dass mit Betreten der Stammkneipe bzw. dem Anblick oder dem Geruch des Lieblingsgetränks sich Übelkeit bis hin zu Erbrechen einstellt. Dieser aversive Zustand bessert sich erst durch Verlassen der Kneipe und durch Zurückweisen des Lieblingsgetränks (negative Verstärkung).

Häufig eingesetzt, doch ethisch problematisch

Unterschiedliche Praktiken zum Teil massiver Bestrafung spielen im persönlichen, familiären, sozialen und politischen Kontext leider noch immer eine große Rolle. Körperliche Bestrafung bzw. Einsperren erfüllen in der Kindererziehung meist den Tatbestand der Kindesmisshandlung. Bestimmte soziale Regeln in einer Gesellschaft (z. B. Impfplicht, Steuererklärung) werden durch Strafe bzw. Strafandrohung (Bußgeld, Haft) durchgesetzt. Eine differenzierte Analyse der Thematik und der damit verbundenen Ziele und ethischen Implikationen ist also immer wichtig.

Im Bereich der Psychotherapie spielen Methoden der Bestrafung heute eine *untergeordnete Rolle*. Sie haben hinsichtlich der Versorgungspraxis an Bedeutung verloren. Im klinischen Bereich gibt es mittlerweile eine Reihe von nicht aversiven Methoden, sodass die Bedeutung direkter Bestrafung deutlich in den Hintergrund rückt. Ein vollständiger Verzicht auf Verfahren der Bestrafung erscheint aber auch im klinischen Kontext kaum möglich.

3.5.2 Indirekte Bestrafung

Ausbleiben bzw. Entzug von C+

Viele störende, unangepasste und pathologische Verhaltensweisen werden durch die verstärkende Wirkung von Aufmerksamkeit durch die Umgebung aufgebaut und aufrechterhalten. Eltern, Lehrkräfte, Partner:innen wenden sich zu, kommentieren, starren oder lachen über eine Verhaltensäußerung des Gegenübers. Diese Reaktionen der Umwelt stellen fördernde, verstärkende Konsequenzen dar und machen ein Verhalten häufiger. Ignorieren und das Ausbleiben dieser Konsequenzen führen zum Verschwinden bzw. zur Reduktion der Häufigkeit des Verhaltens. Ignorieren bzw. Extinktion erscheint daher relativ einfach. Die bisherigen Konsequenzen eines störenden Verhaltens (z.B. Zuwendung, Körperkontakt, Fürsorge, Zuhören, Reden) werden konsequent unterlassen, wodurch die Verhaltensrate des unerwünschten Verhaltens sinkt.

Ein typisches Verfahren zur operanten aversiven Kontrolle stellt der systematische Entzug von Verstärkern dar („response cost"). Verstärkerentzug (C̸+) setzt eine Klärung des Zusammenhangs von Verhalten und dem Entzug von vorher erworbenen Verstärkern voraus. So werden etwa in einem Münzverstärkungssystem (vgl. Kapitel 3.3) Regeln für den Erwerb von (materiellen oder Handlungs-)Verstärkern erarbeitet. In solchen Systemen (z.B. in Institutionen) werden dann meist auch Regeln für den kontingenten Entzug dieser Verstärker unmittelbar nach dem unerwünschten Verhalten aufgestellt. Es ist für das Funktionieren eines solchen Systems entscheidend, dass durch Verstärkerentzug verlorene Verstärker durch angemessenes Verhalten in ausreichendem Maße wieder erworben werden können.

Die Schwierigkeiten liegen in den Randbedingungen für die Durchführung:
- Die verhaltenskontrollierenden positiven Konsequenzen des störenden Zielverhaltens müssen weitestgehend exakt identifiziert werden und
- die Vorenthaltung der positiven Konsequenzen muss alle Reizbedingungen erfassen sowie vor allem ausnahmslos und konsequent erfolgen.

Diese Probleme können reduziert werden, wenn man die Situation, das störende Verhalten und dessen Konsequenzen sorgfältig und zuverlässig beobachtet.

Eine unmittelbare Veränderung des störenden Verhaltens in die erwünschte Richtung ist nicht zu erwarten. Das Gegenteil ist der Fall. Die Häufigkeit des Zielverhaltens wird anfänglich zunehmen und erst nach einiger Zeit (allmählich) absinken. Dies ist kein Zeichen für ein Misslingen, sondern eher ein Wirkungsnachweis. Extinktion von Fehlverhalten sollte immer in Verbindung mit positiver Verstärkung von inkompatiblem oder erwünschtem Alternativverhalten einhergehen.

Merke

Bestraft man z.B. ein Kind für Wutanfälle in Konfliktsituationen (durch Nichtbeachtung, Auszeit oder Entzug von materiellen Verstärkern), so muss man darauf achten, dass das Kind andere Verhaltensmöglichkeiten lernt, dieses (andere) erwünschte Verhalten sofort positiv verstärkt wird (z.B. durch Lob, Münzen, Punkte) und dass dieses erwünschte Verhalten langfristig unter natürliche Verstärkungsbedingungen gelangt.

Symmetrie von C– und C+ unabdingbar

Fallbeispiel

Ein sechsjähriges Kind wollte abends immer nur dann ins Bett und einschlafen, wenn die Mutter mit im Bett lag und blieb, bis das Kind eingeschlafen war. Versuche der Mutter, nach dem Zubettgeh-Ritual und herzlicher Umarmung den Raum zu verlassen, auch wenn das Kind noch nicht schlief, führten zu Schreien, Tränen und Protesten. Die Mutter gab schließlich nach und legte sich zum Kind, bis es einschlief. Es wurde nun besprochen, dass die Mutter das Kind ins Bett brachte, eine Geschichte vorlas, das Kind umarmte, und dann den Raum verließ, jedoch die Türe zum Kinderzimmer einen Spalt offenließ, so dass etwas Licht und einige Geräusche in den Raum kamen. Das Kind war gut behütet und wusste, dass die Eltern in der Wohnung waren. Mit der Mutter war abgesprochen, dass Sie auf jedes Rufen, Schreien, Proteste, Tränen nicht reagieren durfte. Das altersunangemessene, erpresserische Verhalten sollte über Ignorieren und Nicht-Reagieren gelöscht werden. Sollte das Kind aufstehen und aus dem Zimmer kommen, dann wurde es, in der Regel vom Vater, zurückbegleitet, beruhigt, umarmt und dann wieder im Bett alleingelassen. Am anderen Morgen wurde das Kind für das Allein-Einschlafen und Durchschlafen gelobt. Es wurde sogar eine Punkteliste (vgl. Kapitel 3.3) dafür eingerichtet. Die Punkte konnten gegen gemeinsame Aktivitäten mit den Eltern eingetauscht werden. Die Eltern waren vorbereitet, dass in den ersten Tagen die Proteste ihres Kindes heftig sein und auch eine ganze Zeit andauern würden. Erst nach einer Woche sollte das Protestverhalten nachlassen, weniger und vor allem kürzer werden. Die Abbildung 12 gibt den Verlauf des kindlichen Protestverhaltens über zwei Wochen wieder. Nach vier Wochen wurden die Verhaltensbeobachtung und das Punktesystem für das Allein-Einschlafen beendet.

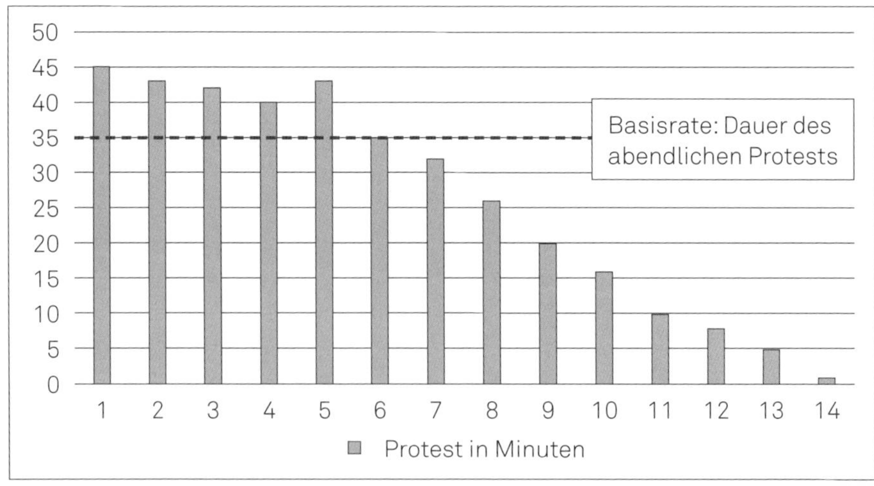

Abbildung 12: Dauer des abendlichen Protestverhaltens eines sechsjährigen Kindes

Fallbeispiel: Iris

Iris, eine junge, seit vielen Jahren hospitalisierte Patientin, zeigt heftige, bizarre, verbale und motorische Verhaltensäußerungen. Fast 90 % der verbalen Äußerungen von Iris drehen sich um ihre bizarren Befürchtungen, die vom Stationspersonal durch Zuwendung, Aufmerksamkeit und verbale Interaktionen verstärkt werden. Ziel war es die eigenwilligen, bizarren Äußerungen zu reduzieren, um Platz für „normale" Gespräche und soziale Interaktionen zu schaffen. Das Personal wurde instruiert, die (genau festgelegten, typischen) Äußerungen nicht länger zu beachten, nicht darauf einzugehen und sich abzuwenden. Dafür sollten jegliche normale Äußerungen (z. B. Fragen, Kommentare, Antworten auf Fragen) verstärkt werden (z. B. durch Zuwendung, Interesse, Antworten, Lob). Nach zehn Wochen hatte sich das bizarre Verbalverhalten auf ca. 30 % der Zeit reduziert, nachdem es zuvor über Jahre hinweg auf dem hohen Niveau von bis zu 90 % war. Das Stationspersonal bemerkte, dass es mehrere Angehörige gab, die am Wochenende zu Besuch kamen und auf die früher typischen, bizarren Äußerungen unverändert mit Aufmerksamkeit, Zuwendung, Nachfragen reagierten. Erst als diese über das Extinktionsprogramm informiert wurden und instruiert waren, reduzierte sich das störende, sozial ungeschickte, pathologische Verhalten weiter.

Interventionsempfehlungen

Empfehlungen. Bei der Anwendung von indirekter Bestrafung durch Verstärkerentzug sind folgende Hinweise zu beachten:

- Verstärkerentzug (Extinktion, Ignorieren) sollte immer in Verbindung mit positiver Verstärkung von erwünschtem und inkompatiblem Verhalten eingesetzt werden.
- Extinktion funktioniert nur dann, wenn die verstärkenden Bedingungen korrekt identifiziert und zurückgehalten werden.
- Verstärkerentzug wirkt dann am besten, wenn alle, die potenzielle Verstärkerquellen des unerwünschten Verhaltens sind, kooperieren.
- Alle müssen davon wissen und darauf vorbereitet sein, dass das nun ignorierte störende Verhalten anfangs häufiger bzw. heftiger wird, die Extinktion aber dennoch nicht aufgegeben wird.
- Extinktion ist dann keine angemessene Intervention, wenn das Problemverhalten sofort gestoppt werden muss, weil es gefährlich (z. B. selbstverletzend) ist.

3.5.3 Response Cost

Response Cost

Diese aversive Interventionsmethode stellt eine Form der Bestrafung dar, bei der zuvor erworbene bzw. erhaltene (primäre oder sekundäre) Verstärker kontingent verloren gehen, weil ein zuvor definiertes unerwünschte Verhalten gezeigt wird. Das unerwünschte Verhalten hat seinen Preis („response cost"), da z. B. erworbene Münzen bzw. Punkte zurückgegeben werden müssen und so eine damit einzutauschende verstärkende Aktivität (z. B. Computerspielen) nicht zugänglich ist.

Fallbeispiel

Im Rahmen einer Suchtbehandlung wurde mit Zustimmung der Patientin u. a. Verstärkerentzug eingesetzt. Die junge Frau war seit mehreren Jahren drogenabhängig (Amphetamine, Speed) und hatte es vielfach geschafft, durch Lügen, Stehlen, Geldleihen, Versprechungen oder Sexdienste an die Drogen zu kommen. Sie willigte ein, dass ihre gesamte Barschaft (500 Euro) auf ein „Therapiekonto" eingezahlt wird, zu dem nur die Therapeutin Zugang hatte. Für jeden Drogenkonsum (objektiviert durch regelmäßige Urin- und Blutkontrollen) ging ein Betrag von 50 Euro verloren. Dieser Betrag wurde einer lokalen Neonazi-Gruppe überwiesen. In diesem Fall kam es in dem Jahr der ambulanten Behandlung nur zu einem „Rückfall" und dem Verlust („response cost") von 50 Euro.

Interventionsregeln

Empfehlungen. Bei der Anwendung von „response cost" sind folgende Hinweise zu beachten:

- Response Cost sollte immer mit positiver Verstärkung für positives, inkompatibles Verhalten gekoppelt werden.
- Vor Start eines Verstärkerentzugsprogramms sollte Sicherheit darüber bestehen, dass der zu verlierende Verstärker tatsächlich Verstärkerwert besitzt und nicht auf anderen Weg erreichbar ist.
- Die verlorenen Verstärker sollten Teil eines Programms sein, um Verstärker zu erwerben.
- Die verlorenen Verstärker dürfen nicht zu leicht ersetzbar sein.
- Die Bestrafung (response cost) sollte möglichst kontingent und so rasch wie möglich erfolgen.
- Response Cost kann mit verbaler Kritik verbunden werden, um den Verstärkerverlust allmählich unter verbale Kontrolle zu bringen und mit der Anwesenheit einer Person (Eltern, Therapeut:in) zu verknüpfen.
- Bei hoher Motivation reicht oft die bloße Vorstellung eines Verstärkerverlusts aus, um Verhalten zu steuern.

3.5.4 Time out (Auszeit)

Time out

Verhalten kann beeinflusst (reduziert) werden, indem das Individuum von der Möglichkeit, positive Verstärkung zu erlangen, abgeschnitten wird bzw. aus der Situation, die positive Verstärkung bietet, herausgenommen wird (C̸+). Diese aversive Methode, Auszeit („time out") genannt, wird als unangenehm erlebt, hat jedoch nicht den aversiven Charakter anderer bestrafender Methoden. Auszeit kann erfolgreich bei massiv störendem, gewalttätigem Verhalten (Aggression) und selbstverletzendem bzw. selbstbestrafendem Verhalten eingesetzt werden. Es bietet sich an, wenn nicht alle Verstärker eines störenden Verhaltens identifiziert werden können. Time out ist für die Kontrolle bzw. Beeinflussung einzelner Personen einer Klasse, einer Gruppe oder einer Institution gut geeignet.

Die Herausnahme eines Individuums aus einer bestimmten (sozialen) Situation aufgrund eines Fehlverhaltens erfordert die Gestaltung bzw. Festlegung eines Auszeitraums oder Auszeitbereichs. Dieser Raum darf keinerlei verstärkende Aktivitäten bzw. Kontakte ermöglichen, muss langweilig und reizarm sein. Die Dauer der Auszeit sollte festgelegt sein. Die Rückkehr aus der Auszeit sollte jedoch auch von der Beendigung des Fehlverhaltens abhängen. Es gibt Vorschläge dahingehend, die Auszeit auf z. B. 5 bis 15 Minuten zu begrenzen oder von der Beruhigung bzw. vom Nachlassen des störenden Verhaltens, aber nicht von der Dauer abhängig zu machen.

Auszeitraum Auszeitbereich

Beispiele für die Nutzung von Auszeiten finden sich vor allem in Schulen, Kindergärten, in der Familie und auch in Institutionen (Kliniken, Gefängnissen) – insbesondere bei dissozialem Verhalten und Störungen des Sozialverhaltens. So kann bei delinquenten, in einer Institution untergebrachten Jugendlichen mit körperlich aggressivem, beleidigendem und/oder regelverletzendem Verhalten beispielsweise im schulischen und/oder im Freizeitbereich ein Auszeitprogramm implementiert werden. Fehlverhalten im beschriebenen Sinn wird mit 15 Minuten Auszeit in einer kleinen Kammer mit nur einem Stuhl und ohne irgendwelche Materialien (Bücher oder Ähnlichem) beantwortet. Das Handy darf nicht mitgenommen werden. Bei Auftreten des Fehlverhaltens erfolgt ohne Warnung, ohne Diskussion und ohne Verhandlungen die Entfernung in den Auszeitraum. Die bestrafte Person darf die Türe nicht öffnen und den Raum nicht vor der Zeit verlassen. Kommt es dazu, dann erfolgt eine Verlängerung der Auszeit um fünf Minuten.

Empfehlungen. Bei Interventionen mithilfe von Time out ist Folgendes zu beachten:

Interventionsregeln

- Time out sollte immer in Verbindung mit positiver Verstärkung von erwünschtem, inkompatiblem Verhalten erfolgen.
- Der Auszeitbereich muss frei sein von attraktiven, interessanten oder ablenkenden Aktivitäten. Daher ist das eigene Zimmer oder das Lehrerzimmer kein geeigneter Auszeitort.
- Der Raum sollte klein, gut gelüftet, doch ohne (zu öffnendes) Fenster sein.
- Der Bereich, in dem erwünschtes Verhalten gezeigt werden sollte, muss attraktiv und verstärkend gestaltet sein.
- Die Diskrepanz zwischen dem Auszeit-Raum und dem anderen Bereich muss deutlich ausfallen. Ein häufiges Problem ist, dass der reguläre Bereich zu unattraktiv ist und wenig verstärkend wirkt.

- Die Dauer des Time out sollte bei maximal 20 Minuten liegen, eher darunter. Unter Umständen muss die passende Dauer des Time out durch Ausprobieren individuell ermittelt werden. Dabei mit langen Auszeiten zu beginnen und diese allmählich zu reduzieren, wird nicht empfohlen.
- Der Auszeitraum sollte nah und schnell erreichbar sein.
- Während eine Person in den Auszeitraum gebracht wird, sollte keine Interaktion (weder positive noch negativ) erfolgen.
- Es sollte möglich sein, das Individuum im Auszeitraum zu beobachten.
- Die Auszeit sollte nicht als Mittel der Machtdemonstration missbraucht werden. Ein solcher Missbrauch würde nicht zur erfolgreichen Verhaltensänderung führen.
- Ein Time out sollte nicht eingesetzt werden, wenn die Situation, von der eine Person entfernt werden soll, eine unangenehme, belastende bzw. aversive Situation ist.

3.5.5 Kombination von Verstärkung und Bestrafung

Kombination von C+ und Ȼ+ ist die Regel

Techniken der Verstärkung und Bestrafung lassen sich wirkungsvoll kombinieren. Dies lässt sich an einem Beispiel illustrieren.

Fallbeispiel: Patient mit klagendem Verhalten

Bei einem hospitalisierten Patienten mit starken Ängsten und chronifizierter Depression wurde das häufige und dominierende Verhalten „Klagen“, „Rückversichern“ und „Weinen“ im Rahmen einer Token Economy durch den Entzug (Verlust) von Token bestraft und „Lächeln“, „freundliches Fragen“ und „Interagieren mit anderen Personen“ durch Lob und den Erhalt (Gewinn) von Token, die gegen Aktivitäten eingetauscht werden konnten, positiv verstärkt. Die Verhaltensänderungen wurden erreicht und die ängstlich-depressive Symptomatik war auch über ein Jahr nach der Entlassung stabil gebessert.

Fallbeispiel: Zehnjähriger Junge mit dissozialem Verhalten

Der zehnjährige Junge stellte aufgrund seines dissozialen Verhaltens sowohl für die Eltern als auch für die Geschwister und Mitschüler:innen ein großes Problem dar. Er wurde aufgrund seines Verhaltens ausgegrenzt und abgelehnt. Als Zielverhalten wurde sein „zwanghaftes Stehlen“ (bei den Eltern und den Mitschüler:innen) und seine „körperliche Gewalttätigkeit“ (Zuschlagen, Boxen von Geschwister) definiert. Jedes Mal, wenn er etwas stahl oder ein Geschwisterkind schlug, wurde ihm ein Verstärker entzogen. Der Verstärker war der soziale Kontakt zu einem Handwerker, der im Nachbarhaus eine kleine Fahrradwerkstatt betrieb. Der Junge mochte die Werkstatt und das Zusammensein mit dem älteren Mann. Er war nach der Schule immer dort zu finden. Dieser Kontakt war ab jetzt nur möglich und erlaubt, wenn der Junge nicht gestohlen und seine Geschwister nicht geschlagen hat. Der soziale Kontakt zum Nachbar ist eine positive soziale Verstärkung und mit vielfältigen Aktivitäten verbunden. Der Entzug dieses Verstärkers ist eine Bestrafung des Fehlverhaltens. Der Rückgang des dissozialen Verhaltens bei dem Jungen (vgl. Abbildung 13) führte dazu, dass die Mitschüler:innen ihn zunehmend akzeptierten und in gemeinsame Aktivitäten einbezogen. In der Familie beruhigte sich der Geschwisterkonflikt, was auch mit einer Zunahme gemeinsamer Spiele in der ganzen Familie verbunden war. Ein Rückschlag ereignete sich, als der Nachbar überraschend ins Krankenhaus musste und für einige Wochen nicht in seiner Werkstatt arbeiten konnte. Die impulsiven, aggressiven Verhaltensweisen nahmen wieder zu und die Eltern reagierten hilflos und vorwurfsvoll.

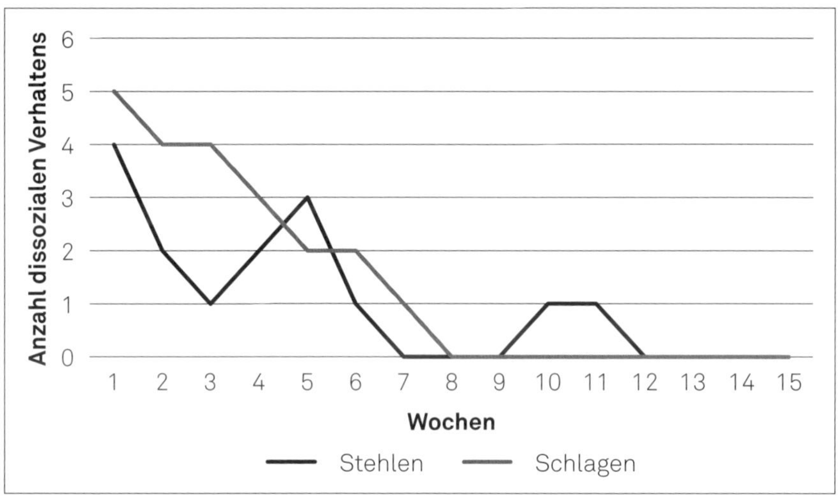

Abbildung 13: Veränderung von dissozialen Verhaltensweisen bei einem Zehnjährigen

3.6 Verstärkungspläne

Alle sozialen Umwelten sind durch die Festlegung der Verstärker charakterisiert, die Verhaltensmuster aufrechterhalten, ohne die es keine soziale Ordnung geben kann. Die Regeln, mit deren Hilfe bestimmt wird, wann eine Reaktion (Verhalten) verstärkt wird, werden Verstärkungspläne genannt (vgl. auch Kapitel 1.3).

Beispiel: Taube (nach Ferster, 1963)

Wird eine Taube kontinuierlich mithilfe einer Futterpille (primäre Verstärkung) dafür verstärkt, auf ein Lichtsignal hin zu picken, und wird dann die Verstärkung beendet, dann pickt die Taube 100- bis 300-mal weiter, bevor sie das Licht ignoriert und die Kopplung „gelöscht" ist. Wird die Taube nach einem intermittierenden Verstärkerplan zum Picken nach einem Lichtsignal gebracht und stoppt man dann diese Verstärkung (Futterpille) dann, so zeigt sie bis zu sechzigtausendmal weiteres Pickverhalten, bevor die Häufigkeit allmählich abnimmt und verschwindet.

Feste und variable Verstärkungspläne

Eine Vielzahl von Regeln bestimmt, wann Verstärkung mit intermittierenden Plänen angebracht und wirkungsvoll ist. Ein *fester (fixierter) Verhältnisplan* verabreicht einen Verstärker, nachdem eine bestimmte Anzahl von Verhaltensäußerungen erfolgte. Verstärkt man eine Person erst und nur, nachdem sie fünfmal den Müll runtergebracht hat, handelt man nach einem festen Verstärkerplan. Ein *variabler Verhältnisplan* nutzt dasselbe Prinzip, doch erfolgt die Verstärkung nach einer durchschnittlichen Anzahl von Verhaltensäußerungen. Dabei kann die Verstärkung des Verhaltens „Müll runterbringen" beispielsweise zwischen 2 und 10 schwanken. Allgemein reagieren Menschen eher schlecht auf einen festen Verstärkerplan. Bei Glücksspielen, Lotterie, Würfelspielen oder Wetten werden variable Verstärkerpläne eingesetzt, da diese über einen langen Zeitraum hohe und stabile Verhaltensraten (d. h. häufiges Spielen und Weiterspielen) gewährleisten.

Verstärkung kann auch nach einem bestimmten Zeitplan erfolgen, also zum Beispiel abhängig von der Zeit, die seit einem vorausgehenden Ereignis (wie z. B. der vorangegangenen Verstärkung) verstrichen ist. Ein solcher Plan wird auch Intervallplan genannt. Bei einem *festen (fixierten) Intervallplan* wird ein Verhalten nur nach einer festgelegten Zeitspanne verstärkt. Bei einem *variablen Intervallplan* wird eine durchschnittliche Zeitspanne zwischen Verstärkern bestimmt. Die Auswirkungen von festen und variablen Intervallverstärkerplänen lassen sich am Beispiel eines Musikprogramms im Radio verdeutlichen. Werden die drei beliebtesten Hits immer am Ende des Programms gespielt, neigen Zuhörer:innen dazu, erst am Ende des Programms einzuschalten oder lauter zu stellen. Werden die Hits verteilt über den Sendezeitraum des Programms gespielt, werden sich Zuhörer:innen mehr vom gesamten Programm anhören. Es ist leicht vorstellbar, wie dies in Therapiegruppen oder im Schulunterricht zum Einsatz kommen kann. Variable Intervallverstärkung erzeugt mehr Motivation, Aufmerksamkeit und Beteiligung.

Beispiele

Treppensteigen wird nach einem festen Verhältnisplan verstärkt. Ein festgelegtes Maß an Verhalten ist erforderlich, um die oberste Stufe zu erreichen. Ähnlich verhält es sich bei allen zielgerichteten Handlungen, wie zum Beispiel beim Graben eines Lochs, beim Einspannen eines Metallstücks in eine Drehbank, beim Schreiben eines Briefes, beim Schminken des Gesichts, beim Rasieren, beim Erzählen einer Geschichte oder beim Überreden einer Person. In jedem dieser Beispiele wird die Konsequenz (C+) eines Verhaltens nicht durch Verstreichen von Zeit, sondern mit der Aufbringung des notwendigen Verhaltens wahrscheinlicher.

Wenn man hingegen in einen mit Wasser gefüllten Topf blickt, so wird dies nach einem Intervallplan verstärkt, bis man das Wasser kochen sieht. Blickt man die Straße oder Gleise entlang, während man auf den Bus bzw. die Bahn wartet, so ist auch hierbei ein Intervallplan am Werk. Das Auftauchen des Buses bzw. der Bahn wird nicht durch die Häufigkeit beschleunigt, mit der man die Straße (die Gleise) entlang blickt. Und es ist auch nicht so, dass man durch Beobachten Wasser zum Kochen bringt. Dennoch wird das Verhalten verstärkt, nachdem genügend Zeit verstrichen ist. Dies zeigt, dass keine Kausalverbindung zwischen Verhalten und Verstärkung bestehen muss. Es reicht aus, wenn das erwünschte Ergebnis nach einer gewissen Zeit eintritt (siehe auch Abschnitt 1.9 über abergläubisches Verhalten).

Verhältnis- und Intervallpläne kombinieren

Man kann Verhältnis- und Intervallpläne *kombinieren,* indem man erst eine bestimmte Zahl an Verhaltensäußerungen in einem bestimmten Zeitintervall verstärkt. Man könnte beispielsweise festlegen, dass eine Schülerin drei Beiträge in einer Schulstunde leisten muss, um eine Verstärkermünze zu erhalten. Bonuszahlungen, Prämien und Leistungszulagen in der Industrie, im Handwerk und in Organisationen können als kombinierte Verstärkerpläne gestaltet werden. Eine Leistungsprämie für eine Fertigungsgruppe wird beispielsweise nur ausgezahlt, wenn eine bestimmte Menge an Teilen in einem definierten Zeitraum (z.B. im Quartal) produziert wird. Ein anderes Beispiel ist eine Psychotherapeutin, die eine Prämie erhält, da sie über zwei Quartale hinweg keine Langzeittherapien beantragt hat und eine um 10% höhere Anzahl von Kurzzeittherapien durchführt. Auch Spielgeräte oder Kasinospiele lassen sich dadurch „optimieren", dass variable Intervallpläne zur Gewinnausschüttung genutzt werden, dies jedoch nur, wenn eine hohe Spielrate (feste Verhältnispläne) gezeigt wird.

3.7 Verhaltensverträge

Verhaltensverträge sind typisch im Alltag

Regeln, seien sie schriftlich festgelegt, verbal abgesprochen oder lediglich über nonverbale Interaktionen entstanden, formen und determinieren unser soziales Zusammenleben. Verträge sind nichts anderes als Abmachungen, Absprachen und Regeln über bestimmte Verhaltensaspekte. Keine Therapieform kommt ohne Kontrakte aus, auch wenn diese nicht immer explizit gemacht

Vertrag

zwischen

________________________ und ________________________

(Name des:der Therapeut:in) (Name des:der Patient:in)

Ich verpflichte mich mit diesem Vertrag, folgende „Änderungsschritte“ einzuhalten und gewissenhaft durchzuführen:

- keine eigenmächtige Gewichtskontrolle,
- 4 Mahlzeiten pro Tag,
- jeden Bissen mindestens 20-mal vor dem Runterschlucken kauen,
- alle Nahrungsmittel vom grünen Teller im Sitzen essen,
- nicht zu erbrechen, keine Diät zu halten.

Diese Abmachung wird 10 Tage lang eingehalten (vom _________ bis _________). Die Einhaltung der Änderungsschritte wird durch eine begleitende Selbstbeobachtung kontrolliert. Die Einhaltung und Erfüllung meines Planes bewerte ich mit folgenden Punkten am Tag:

- 3 Punkte für die komplette Einhaltung,
- 1 Punkt für die teilweise Erfüllung,
- 0 Punkte für Nichterfüllung.

Die Punkte werden dann in Belohnungen eingetauscht:

- 10 Punkte = Kinobesuch,
- 25 Punkte = Schnupperkurs im Fitnessstudio
- 30 Punkte = Opernbesuch.

Halte ich die Vertragsabmachungen nicht ein, dann werden die therapeutischen Sitzungen solange auf 15 Minuten beschränkt, bis die Vertragsbedingungen wieder erfüllt wurden.

Unterschriften: ____________________________________

(der Therapeut:in und Patient:in)

Abbildung 14: Verhaltensvertrag mit einer Patientin mit einer Essstörung

werden, wie dies bei Verhaltensverträgen im Rahmen der Verhaltenstherapie geschieht. Verhaltensverträge in einem therapeutischen Rahmen sind als ein Mittel zur Festlegung des Austausches positiver Verstärker bzw. unter Umständen auch von Bestrafungen zwischen zwei oder mehreren Personen zu verstehen. Verhaltensverträge werden genutzt, um bestimmte Handlungen zu initiieren, um klare Kriterien für die Zielerreichung zu bestimmen und um eindeutige Konsequenzen der Verhaltensausführung bzw. -unterlassung festzulegen. Verhaltensverträge wirken motivierend, sich in bestimmter Weise zu verhalten, sie dienen der Klärung und Akzeptanz des Ziels und des therapeutischen Prozesses. Schließlich liefern sie Kriterien für den Erfolg, was wiederum auf die Motivation und den therapeutischen Fortschritt einwirkt.

Die Hauptgebiete, in denen therapeutisch mit Verhaltensverträgen gearbeitet wird, sind Partnerschaftsprobleme, Suizidalität, Depressionen, Abhängigkeitserkrankungen, Essstörungen (vgl. das Beispiel in Abbildung 14), die Behandlung von Kindern und Jugendlichen sowie der Strafvollzug und im Bereich der Resozialisierung.

Für den Einsatz von Verhaltensverträgen müssen folgende *Voraussetzungen* erfüllt sein:
- Positive Verstärkung gilt als Privileg und nicht als Grundrecht.
- Befriedigende soziale Interaktionen werden geschätzt und als erstrebenswertes Ziel angesehen.
- Der Wert einer Interaktion wird von der Vielfalt, der Menge und der Intensität positiver Verstärkung bestimmt.
- Die Vertragspartner:innen stimmen überein, die Interaktion zufriedenstellend zu gestalten.

Entsprechend den operanten Lernbedingungen sollten Verstärkungen unmittelbar erfolgen, daher werden häufig Punktesysteme integriert. Die „Start"-Verträge sollten schnell und leicht erreichbare Ziele enthalten (Prinzip der kleinen Schritte). Die Vertragsziele sollten als Leistungen, Handlungen und Verhaltensweisen definiert werden und nicht als moralische Verpflichtung (z. B. Gehorsam). Es sollte Leistung gegen Leistung oder Verhalten gegen Verhalten gesetzt werden und nicht Verhalten gegen z. B. Geld. Der Vertrag und das Vertragsziel müssen positiv formuliert und ausgerichtet sein.

Interventionsregeln

Anwendung und Vorgehen. Bei der Nutzung von Verhaltensverträgen sollten folgende Aspekte beachtet werden:
- die eindeutige und detaillierte Beschreibung und Festlegung des Zielverhaltens der Vertragspartner:innen,
- die Festlegung der Kriterien der Zielerreichung sowie eine (zeitliche, quantitative oder qualitative) operationale Bestimmung,
- die Festlegung der positiven Konsequenzen bei Erfüllung der Zielkriterien,
- die Festlegung der negativen Konsequenzen bei Nichterfüllung der Vertragsbedingungen,

- eine Ausgeglichenheit der Vertragsbedingungen, d.h. Spezifizierung für alle Vertragsparteien,
- eine Bonusklausel, damit die Überschreitung der Minimalbedingungen des Vertrages zusätzlich verstärkt wird,
- einen Maßstab für das Zielverhalten und die Kriteriumserreichung,
- die Offenlegung der gesammelten verhaltensbezogenen Informationen bei der Annäherung an das Ziel,
- die Festlegung des Zeitraums und der spezifischen Bedingungen für die Verstärkung bei Vertragserfüllung,
- die Abfassung und das freiwillige Eingehen des Vertrages durch die Vertragschließenden nach eingehender „Verhandlung".

3.8 Anwendung in komplexen Therapieprogrammen

3.8.1 Nervöse Gewohnheiten

Das Habit Reversal Training (HRT) wurde zur Behandlung nervöser Verhaltensgewohnheiten und Tics entwickelt (Azrin & Nunn, 1973). Es hat zum Ziel, ein unerwünschtes, sich häufig wiederholendes Verhalten über die Koppelung mit einem dagegenstehenden neutralen Verhalten zu reduzieren. Es soll eine adäquate Selbstwahrnehmung gelernt werden und das problematische Verhalten soll durch konkurrierende Reaktionen systematisch unterbrochen werden. Nervöse Verhaltensweisen (z.B. Haareausreißen, verbale oder motorische Tics) werden dann zu einem dauerhaften Problem, wenn sie Teil einer Verhaltenskette (Chaining) sind, die durch ständige Wiederholung automatisiert und stabilisiert wird, mit negativer Verstärkung (z.B. Spannungsreduktion) einhergeht und sozial toleriert wird.

Gewohnheitsumkehrtraining

Vorgehen. Frühe Anzeichen (S) des Problemverhaltens werden mitsamt den Umständen des Auftretens genau beschrieben. Dies geschieht durch direkte Verhaltensbeobachtung (evtl. mit Video) und durch systematische Protokollierung (Tagebuch, Diagrammführung), bei der die Häufigkeit und Dauer des Problemverhaltens notiert werden sowie die Rahmenbedingungen, unter denen es auftritt. Wichtig bei der Beschreibung des Verhaltens ist, dass frühe Anzeichen erkannt werden, um die Verhaltenskette frühzeitig unterbrechen zu können. Diese frühen Anzeichen laufen oft unbewusst ab. So kann das Nägelkauen mit einem nicht bewussten leichten Streichen der Finger über die Lippen beginnen.

Die wichtigste Komponente des Verfahrens ist der Einsatz einer mit dem Störverhalten inkompatiblen, konkurrierenden Reaktion, die unbedingt kontingent erfolgen muss. Eine nicht kontingente Anwendung ist wirkungslos. Welches konkurrierende Verhalten infrage kommt, hängt vom Problemverhalten ab. So kann z.B. das Anspannen von bestimmten Muskelpartien helfen, das mit dem Problemverhalten inkompatibel ist. Bei Nägelkauen kann die betroffene Person z.B. die Faust ballen oder auch eine adäquate Nagelpflege betreiben oder ein Objekt ergreifen. Statt Schulterzucken kann die betroffene Person die Schulter herunterziehen. Diese „Competing Response" wird zunächst in der Therapiesitzung eingeübt, dann auf den Alltag übertragen. Die Fortschritte werden besprochen und bereits die Bemühungen bei der Umsetzung werden deutlich bekräftigt (C+).

Da viele „nervöse" Verhaltensweisen wie Nägelkauen, Haareausreißen oder Hautkratzen vor allem bei Stress vermehrt auftreten, ist die Übertragung in den Alltag, vor allem in Belastungssituationen, besonders wichtig. Dabei kommt es darauf an, sich die auslösenden Situationen bewusst zu machen. Möglich sind hier auch Übungen in der Vorstellung, auf die dann eine Übertragung in den Alltag folgt.

HRT sehr erfolgreich

Das HRT kann bei verschiedenen „nervösen Verhaltensweisen" eingesetzt werden. Dazu gehören Nägelkauen, Trichotillomanie (pathologisches Haareausreißen), Daumenlutschen, nervöses Zucken des Kopfes oder der Schultern, Knacken mit den Fingern oder Zupfen der Augenbrauen. Auch die erfolgreiche Reduktion von Tics beim Tourette Syndrom konnte wiederholt dokumentiert werden. Die Erfolgsquoten liegen bei 90 % (auch in Katamnesen) und das Verfahren ist erfolgreicher als eine Placebo-Behandlung oder andere Interventionen.

3.8.2 Bewegungstherapie nach Schlaganfall

Lähmungen überwinden

Bei der Entwicklung dieser Therapieform neurologisch bedingter Bewegungsstörungen (Lähmungen) waren Ergebnisse der Tierforschung ausschlaggebend. Taub et al. (1993) entwickelten daraus die sogenannte „Constraint-Induced Movement Therapy" (CIM). Kommt es z.B. durch einen Schlaganfall zur Deafferentierung eines Armes, wird dieser Arm immer weniger genutzt. Da sein Einsatz nicht zum Erfolg führt, lernt der Mensch durch operante Konditionierung, diesen Arm nicht mehr zu benutzen („learned nonuse"). Die Benutzung des deafferentierten Arms wird bestraft (C−=Schmerzen, fehlende Empfindungen, keine Kraft), während das Ausweichen auf den intakten Arm negativ und positiv verstärkt wird. Mit derselben Logik kann der Arm jedoch wieder aktiviert werden. Wenn beispielsweise der gesunde Arm an der Ausübung von Bewegungen gehindert wird, so steigert sich allmählich die Verwendung des deafferentierten Arms, da durch dessen Nutzung schrittweise Verstärkung erreicht wird (Shaping durch C+). Allgemein kann man in der

Einschränkung der gesunden Extremität auch eine Hilfestellung (Prompting) für die gelähmte Extremität sehen.

Diese Beobachtungen und Überlegungen wurden erfolgreich auf Patient:innen mit unilateralen motorischen Störungen, die durch einen Schlaganfall bedingt waren, übertragen. Mehrere Replikationen belegen, dass die Aktivität der beeinträchtigten Extremität zunimmt (Miltner et al., 1999). Diese therapeutischen Prinzipien wurden auch in anderen Störungsbereichen verwendet, so z. B. bei der neuropsychologischen Therapie der Aphasie (Neininger et al., 2004).

Ablauf des Trainings. Das Training der motorischen Funktionen beinhaltet das aktive Üben verschiedener motorischer Aufgaben mit dem betroffenen Arm. Die Bewegungsaufgaben werden möglichst alltagsrelevant gestaltet und richten sich nach den motorischen Fähigkeiten der betroffenen Person. Mögliche Übungen sind z. B. das Greifen von Objekten, das Fädeln eines Fadens durch mehrere Ösen oder das Zu- und Aufdrehen von Schrauben. Die Aufgaben werden so gestaltet, dass im Wechsel verschiedene Abschnitte des Arms und der Hand beansprucht werden. Je nach Art der Übungen und der Fähigkeiten der Patient:innen wird dabei entweder die für einen Durchgang benötigte Zeit oder die Anzahl der Durchgänge erfasst. Die für die Aufgaben zur Verfügung stehende Zeit sowie die Anzahl der Durchgänge werden unter Berücksichtigung der individuellen Fähigkeiten des:der Patient:in festgelegt.

Durch die gemeinsame Besprechung der täglich absolvierten Übungen sind Fortschritte und besondere Probleme erkennbar und können somit systematisch angegangen werden. Ferner werden die Patient:innen motiviert, die schon erreichten Ergebnisse zu verbessern. Zusätzlich werden die Patient:innen ermutigt, ihre neu erworbenen motorischen Fähigkeiten in möglichst vielen Alltagssituationen einzusetzen.

Gestuftes Vorgehen, Verhaltensformung

Beim Shaping werden komplexe Bewegungsabläufe zunächst in kleinere Teilbewegungen zergliedert. Es werden immer die Bewegungen geübt, die der jeweiligen Person bei der Durchführung eines bestimmten komplexen Bewegungsablaufs die größten Schwierigkeiten bereiten, wie z. B. das Greifen kleinerer Gegenstände oder das Heben und Strecken des Arms. Diese Teilbewegungen werden dann so lange trainiert, bis der:die Patient:in in der Lage ist, sie ohne größere Probleme auszuführen. Schließlich werden die einzelnen Teilbewegungen sukzessive wieder zu einem komplexeren Bewegungsmuster zusammengefügt (Chaining), bis der gesamte angestrebte Bewegungsablauf ausgeführt werden kann.

Beim Einüben der Bewegungen wird der Schwierigkeitsgrad allmählich erhöht. Eine Aufgabe wird erst dann schwieriger gestaltet, wenn der:die Patient:in in der Lage ist, die nächsthöhere Schwierigkeitsstufe auch zu bewältigen. Jede Übung wird dem:der Patient:in erläutert und vorgeführt. Bei erfolgreicher Durchführung wird der:die Patient:in gelobt und auf seinen:ihren Erfolg hingewiesen.

Neben der Verwendung von sukzessiver Verhaltensformung stellt die Restriktion des gesunden Arms einen wichtigen Bestandteil der Therapie dar. Ziel der Restriktion ist es, das erlernte Kompensationsverhalten mit dem gesunden Arm zu überwinden, die Motivation für Bewegungen mit dem betroffenen Arm zu erhöhen und die Aufmerksamkeit auf den betroffenen Arm zu lenken. Die Bewegungsrestriktion erfolgt während der gesamten Trainingsperiode. Während dieses Zeitraums tragen die Patient:innen ihren gesunden Arm in einer Handlagerungsschiene, die durch eine am Hals befestigte Schlinge gehalten wird oder einen gepolsterten Fausthandschuh, um die Bewegung einzuschränken.

3.8.3 Schonverhalten bei Schmerzen

Vermeidungsverhalten überwinden

Operante Verfahren werden erfolgreich eingesetzt, um typisches Vermeidungsverhalten von Patient:innen mit Fibromyalgie, die unter starken Schmerzen leiden, zu beeinflussen (Thieme et al., 2003). Die Patient:innen werden dafür verstärkt (z. B. mit Münzen, Punkten, Lob, Anerkennung), alles zu tun, was mit dem typischen Schmerzverhalten inkompatibel ist (z. B. keine Schonhaltung einzunehmen). Im Vergleich zu stationären Standardbehandlungen mit Schwerpunkt auf Physiotherapie, bei der sich keiner der Patient:innen klinisch bedeutsam verbesserte, zeigen sich in den mit operanten Interventionen behandelten Gruppen bei zwei Dritteln eine klinisch bedeutsame Verbesserung. Dies geht mit geringerem Schmerzempfinden, vermehrten Alltagsaktivitäten, weniger Bedarf an Unterstützung durch Angehörige, weniger Schmerzmedikamenten, weniger Arztbesuchen, kürzerem Krankenhausaufenthalt und verbessertem Schlaf einher. Diese operanten Interventionen lassen sich erfolgreich mit Maßnahmen zur Verhaltensaktivierung kombinieren.

3.8.4 Training sozialer Fertigkeiten

Soziale Fertigkeiten aufbauen

Die Fähigkeit, den Umgang mit anderen Menschen positiv zu gestalten, ist für alle Menschen zentral. Soziale Kompetenz stellt eine wesentliche Verhaltensressource dar, die Menschen resilient macht. Bei vielen Patient:innen fallen jedoch Defizite in den sozialen Fertigkeiten, soziale Ängste, Schüchternheit bzw. Unsicherheiten auf, die zur Entstehung und Aufrechterhaltung einer psychischen Störung beitragen. Ein Training sozialer Kompetenzen bzw. der Aufbau von Selbstsicherheit ist häufig wichtiger Bestandteil einer Psychotherapie. Menschen werden systematisch dabei unterstützt, sich neue Verhaltensweisen zu erarbeiten, bisher verfügbare Fertigkeiten zu verbessern und sich allmählich zu trauen, die erworbenen Kompetenzen anzuwenden und Vermeidungsverhalten zu überwinden.

Kompetenztraining vielfältig indiziert

Soziale Kompetenz reduziert sich nicht darauf, sich durchsetzen oder Nein sagen zu können, sondern stellt ein flexibles Verhaltensrepertoire dar. Es geht darum, sich zu erlauben, eigene Ansprüche zu haben (also eine positive Einstellung zu sich selbst), sich zu trauen, die Ansprüche zu äußern (keine Hemmungen bzw. Schuldgefühle zu haben) und die Fähigkeit zu besitzen, sie auch durchzusetzen (Nutzung von Verstärkerquellen). Unter Einsatz eines intermittierenden Verstärkerplans ist durch verstärkende Erfahrungen die Überwindung von Versagens- und Kritikangst sowie von Kontakt- und Bindungsangst möglich.

Beispiele für verbale und nonverbale Fertigkeiten, die in einem Training sozialer Kompetenzen eingeübt werden, sind: auf andere zugehen, eine Auskunft erbitten, Gespräche beginnen oder beenden, Blickkontakt halten, um Hilfe bitten, Kritik äußern und mit Kritik umgehen, Konflikte klären, etwas einfordern, das mir zusteht, Komplimente machen und annehmen, sich gegenüber ungerechtfertigten Forderungen anderer abgrenzen (Nein sagen), Wünsche und Gefühle äußern, aber auch die Wünsche und Gefühle anderer Personen wahrnehmen und auf sie eingehen.

Um selbstsicheres Verhalten bei Patient:innen aufzubauen, kann auf langjährig erprobte und evaluierte, standardisierte Therapieprogramme zurückgegriffen werden (Stenzel & deVeer, 2021). Diese Trainings sind störungsunspezifisch und können auch im nicht klinischen Rahmen und präventiv eingesetzt werden (z. B. in der Ausbildung von Lehrkräften und im Unterricht).

Neben der Psychoedukation und der mentalen Vorbereitung geht es sozialen Kompetenztrainings vor allem um das Erlernen konkreter Fertigkeiten durch Rollenspiele und Verhaltensübungen. Oft werden dabei verschiedene Situationstypen unterschieden, nämlich, ein Recht durchsetzen, sich selbstsicher verhalten und um Sympathie werben.

Rollenspiel

Das Rollenspiel und die Rollenaufteilung dienen der Strukturierung sehr komplexen (z. B. sozialen) Verhaltens bzw. von Verhaltensketten. Durch die Beschreibung von Situationen, von Rollen und Verhaltensabläufen wird versucht, den menschlichen Verhaltensstrom in Einheiten aufzugliedern und so veränderbar (lernbar, trainierbar) zu machen.

Die Einnahme verschiedener Rollen können im Rollenspiel bzw. bei einer Verhaltensprobe trainiert werden. Das Verhalten wird mit einer anderen Person (oder mehreren anderen Personen) ausprobiert und einstudiert. Dabei können alle Beteiligten eine bestimmte Rolle übernehmen. Durch Rollenwechsel, also durch das Schlüpfen in eine andere Person bzw. Rolle, kann gelernt werden, die Auswirkungen des eigenen bzw. des neuen Verhaltens wahrzunehmen. Im Rollenspiel werden wirklichkeitsnahe Bedingungen geschaffen und operante Methoden (differenzielle Verstärkung, Prompting, Shaping) sowie Modelllernen eingesetzt. Verhaltensübungen kommt insbesondere auch in der Arbeit mit jungen Patient:innen (Kindern und Jugendlichen) eine zentrale Rolle zu.

Sieben Interventionsregeln

Anwendung und Durchführung. Bei der Methode des Rollenspiels werden im Allgemeinen die folgenden sieben Schritte durchlaufen:
1. Problembeschreibung, Herausarbeiten einer spielbaren Situation;
2. Festlegung einer spielbaren Situation mit einer oder mehreren Handlungsmöglichkeiten (-alternativen), Festlegung der Rollen und des Verhaltens der Rollenspielteilnehmer:innen, genaue Planung des Ablaufs;
3. Spielen, Verhaltensprobe, Durchführung der Übung, Hilfestellungen, Bandaufzeichnung;
4. Rückmeldung, Auswertung der Bandaufzeichnung, differenzielle Verstärkung, Verbesserungsvorschläge;
5. erneutes Spielen, Wiederholung, Erprobung neuen Verhaltens aufgrund der Rückmeldungen und Vorschläge;
6. erneutes Feedback, Verstärkung von Fortschritten, differenzielle Verstärkung in Richtung Zielverhalten;
7. Transfer und Übertragung in den Alltag bzw. die Realität.

Es sollte zunächst mit Beispielsituationen und Übungen begonnen werden, die der:die Patient:in in jedem Fall bewältigen kann, um so rasch und frühzeitig zu Erfolgserlebnissen und positiven Erfahrungen zu kommen. Im weiteren Übungsverlauf wird dann durch Veränderung von Situationen, durch Variation der Anforderungen bzw. der Komplexität einer Übung, auch die Schwierigkeit der zu erreichenden Ziele schrittweise gesteigert. Patient:innen sollen sich beim Rollenspiel auf die Verhaltensweisen konzentrieren, die bei der Planung besprochen und festgelegt wurden. Zunächst sind die Übungen sehr kurz und daher auch gut und oft wiederholbar. Bewährt hat sich auch, Patient:innen bezogen auf eine Problemsituation verschiedene (auch ungewöhnliche oder extreme) Verhaltensweisen ausprobieren zu lassen. Patient:innen sollen so unter Berücksichtigung des Ziels die für sie besten Verhaltensmöglichkeiten herausfinden.

Shaping, Prompting, Coaching

Die meisten Patient:innen erleben es als hilfreich, wenn Therapeut:innen während des Rollenspiels versuchen, das Verhalten der Patient:innen durch kurze Bemerkungen, durch gezielte Verstärkung und stützende Anmerkungen zu beeinflussen. Dieses sogenannte Prompting oder Coaching soll Verhaltensansätze stärken, fördern und stabilisieren. Bei Übungen, in denen der:die Therapeut:in nicht als Mitspieler:in beteiligt ist, kann er:sie sich sogar hinter bzw. neben die Patient:innen stellen, um ihnen diese knappen Hilfestellungen (wie Lob, Anregungen oder Hinweise, wie z.B. „Blickkontakt!“, „Weiter so, toll“, „Lauter“ usw.) einzuflüstern. Es gibt jedoch auch einige Patient:innen, die diese Form des Coachings als irritierend und bei ihren Verhaltensübungen als störend empfinden.

Rückmeldungen dienen zunächst der Verstärkung des Rollenspielverhaltens und der Übungsbereitschaft der Patient:innen. In Abhängigkeit von der Planung bzw. Festlegung der individuellen Zielverhaltensweisen ist differenzielle

Verstärkung ergänzend nötig. Diese Rückmeldung hat sowohl die positiven Ansätze bzw. die Stärken des Verhaltens eines:einer Patient:in zu umfassen als auch die Schwächen und Probleme zu benennen. Als Regel hat sich bewährt, dass nur in dem Maße kritisiert werden darf, in dem auch positive Ansätze und Merkmale benannt werden. Mögliche Bandaufzeichnungen sind dabei eine große Hilfe. Dabei kann man Patient:innen die Aufgabe zuweisen, bei sich selbst die günstigen Verhaltensmerkmale zu erkennen und in Form eines „Selbstlobs" auszudrücken, bevor die weniger guten Verhaltensweisen, die einem auffallen, kritisch betrachtet und in einer weiteren Übungswelle korrigiert werden.

3.8.5 Paartherapie und Kommunikationstraining

Kommunikationsverhalten aufbauen

Unter einem Kommunikationstraining versteht man eine komplexe therapeutische Intervention, die Interaktionspartner:innen in die Lage versetzt, offen, konstruktiv und kongruent zu ihren Gefühlen und dem nonverbalen Verhalten miteinander zu sprechen. Dabei werden bestimmte förderliche Fertigkeiten beim Sprechen und Zuhören vermittelt. Bei Untersuchungen zu den Determinanten für glückliche oder unglückliche Paarbeziehungen erbrachten jene Studien die klarsten Ergebnisse, die gezielt die Transaktionen innerhalb der Partnerschaft untersuchten. Die Ehequalität scheint in einem großen Maß von der Kommunikations- und Problemlösefähigkeit der Partner:innen abzuhängen, weniger von Variablen wie Persönlichkeit oder Art und Menge der Probleme. Aus diesem Grund hat bei der Therapie von Beziehungskonflikten (Ehetherapie und -beratung) die partnerschaftliche Kommunikation für Klient:innen und Therapeut:innen einen hohen Stellenwert. Manche sehen bereits in der Verbesserung der Kommunikation die grundlegende, ja sogar hinreichende therapeutische Intervention. Tatsächlich stehen auch bei ratsuchenden Paaren Klagen über mangelnde oder gestörte Kommunikation eindeutig im Vordergrund. Solche Untersuchungsergebnisse führten u. a. auch dazu, dass Kommunikationstrainings auch in Präventivprogrammen Verwendung finden, wie z. B. in Ehevorbereitungskursen (Engl & Thurmeier, 2020).

Kommunikationtraining präventiv erfolgreich

Anwendung und Durchführung. Beispielhaft sei hier ein paartherapeutisches Vorgehen nach Engl und Thurmeier (2020) dargestellt. Es werden etwa zehn Sitzungen à 50 Minuten benötigt. Häufig ist es sinnvoll, das Training in Doppelsitzungen durchzuführen, damit das Paar Gelegenheit hat, die Übungen gleich intensiv durchzuführen. Mit wenigen Abweichungen wird dieses Vorgehen auch bei einem Kommunikationstraining von Familien eingesetzt. Im Wesentlichen werden folgende Fertigkeiten vermittelt:

Sprecherfertigkeiten, Zuhörerfertigkeiten

- *Fertigkeiten beim Sprechen:* Gebrauch des Wortes „Ich" (Kennzeichen für das Sprechen über eigene Gedanken und Gefühle); Ansprechen konkreter Situationen und Anlässe (Verallgemeinerungen wie „immer" oder „nie"

vermeiden); Ansprechen konkreten Verhaltens in bestimmten Situationen (Zuschreibung negativer Eigenschaften vermeiden); „Hier und Jetzt“ (beim Thema bleiben; Abschweifen in die Vergangenheit vermeiden); Sich öffnen (offenes Äußern von Gefühlen und Bedürfnissen; Anklagen und Vorwürfe vermeiden).
- *Fertigkeiten beim Zuhören:* Aufnehmendes Zuhören (zugewandte, offene Körperhaltung, Blickkontakt, Nicken, kurze Einwürfe wie „Hm“ und Fragen); Paraphrasieren (Wiederholen des Gesagten in eigenen Worten und/oder als Zusammenfassung); offene Fragen (gezielt nach Gefühlen, Wünschen fragen, nicht interpretieren); positive Rückmeldungen (sagen, was einem am Gesagten – inhaltlich oder in der Form – gefallen hat).

Für die Vermittlung dieser Zielfertigkeiten haben sich, nach Psychoedukation, die folgenden Bausteine bewährt:
- *Ausdruck positiver Gefühle und Wünsche.* Hierbei bleiben die Rollen des Sprechenden und Zuhörenden streng getrennt, allerdings wird wieder auf Gleichverteilung geachtet, d.h., beide Partner:innen sind jeweils wenigstens einmal in der Rolle des:der Sprechenden und einmal in der Rolle des:der Zuhörenden. In dieser Übung soll es bei der Darstellung positiver Gefühle und Wünsche bleiben. Der:die Zuhörende versucht nur zu verstehen, der:die Sprechende versucht nur, sich deutlich zu machen. Es sollen keine Handlungsvorschläge oder Problemlösungen erarbeitet werden. Besonders geeignet als Themen sind hier Gespräche über positive Erlebnisse und Erfahrungen (z.B. Hobby) oder über Fantasiethemen (z.B. „Ich darf eine Wochenendreise planen, ohne auf die Kosten achten zu müssen.“).
- *Ausdruck negativer Gefühle.* Auch hier bleiben die Rollen getrennt, und es wird ein Thema vorgegeben, das nicht zu den Konfliktthemen des Paares gehört (z.B. „Ich bin enttäuscht, weil ich gerne abends ausgehen möchte, der Partner es sich aber bereits auf dem Sofa bequem gemacht hat.“). Das weitere Vorgehen entspricht dem in der ersten Übung. Ein etwas stärkerer Akzent liegt hierbei auf den Fertigkeiten im Zuhören, deren angemessener Einsatz in dieser Übung meist schwerer fällt.
- *Konfliktgespräch.* Anhand eines vorgegebenen Themas (noch kein eigener Konflikt) teilen beide Personen einander ihre Standpunkte mit (z.B., dass Person A die Wohnung stehts in einem „vorzeigbaren“ Zustand haben möchte, während Person B ein wenig Unordnung für angenehmer hält). In diesem Rollenspiel wird vor allem der Wechsel zwischen Sprechen und Zuhören während des Gesprächs geübt. Dabei wird folgendes Schema vorgegeben und geübt: Zunächst beschreibt und äußert eine Person ihre Gefühle zu diesem Thema. Die andere Person geht erst darauf ein und hält sich dabei an die Regeln fürs Zuhören, bevor sie in gleicher Weise ihre Gefühle darstellt. Danach erfolgt in derselben Art eine genaue Beschreibung der Bedürfnisse und Änderungswünsche. Auch hier sollen noch keine Lösungswege erarbeitet werden.

- *Konfliktgespräche mit eigenen Themen.* In einer hierarchischen Abfolge (beginnend mit leichteren, emotional weniger belasteten Themen) werden die eigenen Themen des Paares bearbeitet.

Keine Schiedsrichterrolle

Für das gesamte Training gilt, dass die Therapeut:innen nicht inhaltlich Stellung beziehen und keine Schiedsrichterfunktion übernehmen. Folgende Interventionen kommen dabei zum Einsatz:

- *Kontingente Verstärkung:* Durch kurze verbale Einwürfe (z.B. „Ja", „Gut") und nonverbale Gesten gibt der:die Therapeut:in unmittelbar Rückmeldung für den Einsatz des Zielverhaltens.
- *Soufflieren:* Während des gesamten Gesprächs souffliert der:die Therapeut:in immer dann, wenn Vorwürfe geäußert werden oder Stockungen auftreten, indem er:sie mit leiser Stimme z.B. direkte Gefühlsäußerungen oder fördernde Reaktionen anbietet, kurze Direktiven gibt oder auf den Wechsel der Rollen hinweist.
- *Neubeginn:* Wenn das Gespräch kurz nach Beginn abzugleiten droht, kann der:die Therapeut:in unterbrechen, gewünschte Fertigkeiten verstärken, konkrete Instruktionen für einen neuen Beginn geben, als Modell konstruktives Verhalten zeigen und das Paar bitten, nochmals anzufangen. (Dies kann einige Male wiederholt werden, jedoch nicht zu oft, sonst wirkt es ermüdend oder bestrafend.)
- *Schnitt:* Wenn das Gespräch bereits weiter fortgeschritten ist und ein Eingriff notwendig erscheint, wird es angehalten und anschließend wird neu daran angeknüpft. Nach dem Stopp verstärkt der:die Therapeut:in die eingesetzten Fertigkeiten, fasst kurz zusammen, was bisher durch das Paar herausgearbeitet wurde, gibt konkrete Instruktionen für das weitere Vorgehen und spielt dieses evtl. modellhaft vor.
- *Metadiskussion:* Stellt sich im Verlauf des Gesprächs heraus, dass das Paar nicht bei dem gewählten Thema bleibt, sondern es mit anderen Inhalten vermischt, sollte der:die Therapeut:in unterbrechen (einen Schnitt setzen) und mit dem Paar diskutieren, ob evtl. ein Themenwechsel angebracht ist.
- *Beenden einer Übung:* Der:die Therapeut:in geht positiv verstärkend auf alle eingesetzten Zielfertigkeiten ein.

3.8.6 Diskriminationstraining

Ein Diskriminationstraining zielt darauf ab, Unterscheidungsleistungen und darauffolgende Reaktionen zu verbessern. Es dient daher der Verhaltensdifferenzierung. Ein Kind lernt z.B. zwischen Situationen zu unterscheiden, in denen das gleiche Verhalten einmal angemessen und einmal unangemessen ist.

Reiz- und Reaktionsdiskrimination

Diskriminationsvorgänge können in Reiz- und Reaktionsdiskrimination unterteilt werden:

- *Reaktionsdiskrimination* ist für das Neulernen und Verändern von Verhalten notwendig; im Alltag existiert eine Anzahl möglicher Reaktionen, von denen eine angemessene ausgewählt werden muss. Mithilfe differenzieller Verstärkung kann die Auftretenswahrscheinlichkeit einer gezielten Reaktion in Gegenwart spezifischer diskriminativer Reize erhöht und eine unangemessene Reaktion gehemmt werden. Bedeutsam ist die richtige Reaktionswahl, wobei sich die Reaktionen unter Umständen nur geringfügig unterscheiden. Reaktionsdiskrimination spielt beim kognitiven Lernen in der Schule (z. B. Welche Rechenoperation ist zum Lösen einer Textaufgabe angemessen?) sowie beim sozialen Lernen (z. B. Welches Verhalten soll zum Problemlösen bei einem Streit gewählt werden?) eine Rolle.
- *Reizdiskrimination* bezeichnet Unterscheidungsleistungen bei verschiedenen Reizen bzw. Signalen. Reizdiskrimination wird häufig anhand typischer Denk- und Problemlöseaufgaben untersucht, z. B. beim Identifizieren einer bestimmten Schnörkelfigur oder geometrischen Figur aus einer Serie ähnlicher Figuren. Die Merkmale und Anordnung dieser Reize weisen auf die Problemlösung bei solchen Aufgaben hin. Darüber hinaus wird ein großes Spektrum von Verhaltensweisen auf einen diskriminativen Reiz dann gezeigt, wenn eine Verstärkung erwartet wird, während eine Reaktion bei einer erwarteten Bestrafung unterbleibt. Bei dieser Reizdiskrimination wird ein vorausgehender Reiz mit einer nachfolgenden Verstärkung verknüpft; dadurch erhalten die antezedenten Signale eine förderliche oder hinderliche Qualität für die Ausübung eines Verhaltens. Sie werden auch als Hinweisreize bezeichnet.

Interventionsregeln

Anwendung und Durchführung. Der Lernprozess im Rahmen von Diskriminationstrainings wird begünstigt, wenn von leichten zu schweren Diskriminationsaufgaben übergegangen wird. Gleiches gilt, wenn Techniken der Verhaltensformung (Shaping), auf dem Prinzip der graduellen Annäherung basierend, Verwendung finden (z. B. beim sozialen Lernen). Auch Kommentare und Begriffsbildungen fördern Diskriminationslernen. Ein Diskriminationstraining kann grundsätzlich in simultane und sukzessive Diskrimination unterschieden werden:

Simultan oder sukzessiv

- Bei der *simultanen Diskrimination* wird Patient:innen gleichzeitig sowohl der Stimulus mit zu erwartender Verstärkung als auch der Stimulus mit zu erwartender Nichtverstärkung bzw. Bestrafung dargeboten. Patient:innen müssen dann eine Entscheidung für ein Verhalten treffen.
- Bei der *sukzessiven Diskrimination* werden die beiden Reize nacheinander dargeboten. Es erfolgt also keine Auswahl zwischen den Reizen, sondern ein allmähliches Lernen, bei dem einen Hinweisreiz zu reagieren und bei dem anderen nicht. Die sukzessive Diskrimination kann ein fehlerloses Lernen ermöglichen. So entsteht ein Lernprozess ohne Extinktion, da Feh-

lermachen aufgrund der Lernbedingungen vermieden wird. Der Vorteil dieser Diskriminationslernmethode liegt im Ausbleiben starker emotionaler Reaktionen.

Ein sukzessives Diskriminationstraining hat sicherlich Vorteile, wenn es sich um ein Sprach- bzw. Lerntraining für retardierte oder autistische Kinder oder um unkonzentrierte oder impulsive Kinder handelt, da die Lernmotivation durch die Erfolgserlebnisse angehoben werden kann. Bei einem Diskriminationstraining im sozialen Bereich erscheint ein simultanes Vorgehen angebrachter, da diese „Reizkonstellation" eher der Realität entspricht. So wissen z.B. aggressive Kinder meist sehr wohl, welches Verhalten in welcher Situation angemessen ist oder nicht, ihr tatsächlich gezeigtes (aggressives) Verhalten weicht davon jedoch ab (Petermann & Petermann, 2012).

Beispiel: Sprachprogramm für autistische und retardierte Kinder

Das Diskriminationstraining bildet die Hauptphase eines umfassenden *Sprachprogrammes,* dem ein Imitationstraining vorausgeht. Das Diskriminationstraining besteht aus drei Schritten:

1. Ein nonverbaler Stimulus wird als diskriminativer Reiz vorgegeben (d.h., Gegenstände, Verhaltensweisen, Situationen werden gezeigt); darauf soll ein Kind verbal reagieren (d.h., die Gegenstände unterscheiden und ordnen, benennen, beschreiben). Hilfestellungen (Prompting) in Form von der Benennung des Objektes, wenn das Kind dieses fixiert, werden zu Beginn durch den:die Therapeut:in gegeben. Bei den weiteren Darbietungen wird imitatives Benennen angestrebt, wobei die therapeutische Hilfestellung langsam ausgeblendet wird (Fading out), bis das Kind selbstständig Gegenstände benennt.
2. Verbale Stimuli werden als Hinweisreize („prompts") für nonverbales Verhalten eingesetzt, d.h., Instruktionen wie „Zeige mir!" sollen von dem Kind befolgt werden. Umgekehrt lernt ein Kind auch, Instruktionen zu geben, denen dann der:die Therapeut:in nachkommt. Hilfestellungen und die Ausblendung dieser Hilfen werden ebenfalls angewandt.
3. Es wird versucht, kommunikative Sprache aufzubauen, indem mithilfe derselben Vorgehensweisen Begriffe wie Präpositionen oder Pronomina vermittelt werden.

Um spontanes Sprechen in unterschiedlichen Situationen herauszubilden, muss ein Kind zusätzlich zu den eben beschriebenen Schritten lernen, Forderungen an Erwachsene zu stellen, die diese ausführen; darüber hinaus muss ein Kind für sein Verhalten belohnt werden. Dadurch erhöht sich die Spontanität der Kommunikation.

Beispiel: Training zum Abbau aggressiven und zum Aufbau prosozialen Verhaltens

Beim Diskriminationslernen zum Abbau aggressiven und zum Aufbau prosozialen Verhaltens bilden unterschiedliche Trainingsschritte eine komplexe, simultane Intervention, die mit weiteren Behandlungsmethoden zur Zielerreichung beiträgt:

1. Videoaufnahmen zeigen Konfliktsituationen mit anschließenden Problemlösungen. Ein Kind wird aufgefordert, alle Situationsmerkmale zu beobachten und zu beschreiben, ebenso die sich anschließenden sozial erwünschten und unerwünschten Problemlösungen für den Konflikt. Ein Kind muss also zwischen verschiedenen Reizen, die zu dem Konflikt führen, unterscheiden, und zudem zwischen unterschiedlich angemessenen Problemlösestrategien differenzieren (Reaktionsdiskrimination).
2. Bei comicähnlichen Bildgeschichten handelt es sich um Situationsbeschreibungen, die durch Bilder visualisiert werden. Jede Situationsbeschreibung wird durch zwei aggressive und eine angemessene Problemlösung ergänzt. Dafür liegen ausgearbeitete Bildgeschichten vor. Das Vorgehen beim Diskriminationstraining gestaltet sich analog der Arbeit mit Videokonfliktsituationen.

3.8.7 Bio- und Neurofeedback

Biofeedback gelingt durch positive Verstärkung

Beim Bio- bzw. Neurofeedback werden zentrale Komponenten des operanten Lernens wirksam (Martin & Schmidt, 2023). Das Grundprinzip des Biofeedbacks basiert auf der kontingenten Rückmeldung physiologischer Prozesse, die mit Sinnesorganen nicht oder nur ungenau wahrgenommen werden können. Mittels technischer Apparaturen werden diese physiologischen Prozesse in aller Regel schmerzfrei und nicht invasiv gemessen und in visueller, akustischer oder taktiler Form den Patient:innen rückgemeldet. Die Wahrnehmung der physiologischen Prozesse ermöglicht oder erleichtert die willentliche Selbstkontrolle dieser Körperfunktionen. Die Beeinflussung der Körpersignale – beobachtbar z. B. auf einem Bildschirm – wird als Verstärkung erlebt, was die Bemühungen in die Zielrichtung fördert. Es kommt so zu einem Prozess der Verhaltensformung (Shaping). Dadurch lassen sich viele Störungen, die mit Fehlfunktionen einzelner physiologischer Systeme (z. B. Muskulatur, Herzaktivität, Durchblutung von Körperteilen, Aktivierung von Nerven und Nervenzellen, Temperatur) einhergehen, gezielt beeinflussen. Beispielsweise kann durch Rückmeldung und Verminderung der Muskelspannung des

Stirnmuskels (Musculus frontalis) eine Verringerung von Spannungskopfschmerzen erreicht werden. Biofeedback lässt sich weiterhin isoliert oder als unterstützende Methode sehr effizient zur Verbesserung der Entspannungsfähigkeit einsetzen. Es zeigt sich, dass viele Patient:innen durch die Rückmeldung ihrer Muskelaktivität und/oder neuronalen Erregung besser in der Lage sind, einen tiefen Entspannungszustand zu erreichen. Zusätzlich liefert die Feedbackinformation Therapeut:innen wichtige Hinweise auf den tatsächlichen Entspannungszustand ihrer Patient:innen. Ein weiteres Anwendungsgebiet von Biofeedback ist die Sensibilisierung für Vorgänge im Körper und die Verbesserung der viszeralen Wahrnehmung. Die Wahrnehmung von Körpervorgängen ist vielfach Voraussetzung für den Einsatz psychologischer Bewältigungsstrategien.

Voraussetzung für die Verwendung von Biofeedback ist, dass die betreffende Körperfunktion kontinuierlich und ohne störende Zeitverzögerung (online) mit ausreichender Genauigkeit gemessen und rückgemeldet werden kann. Unabhängig vom gewählten Verfahren kann die Umwandlung und Rückmeldung des physiologischen Signals in ein wahrnehmbares Signal in analoger, binärer oder digitaler Form erfolgen. Für die meisten Verfahren gilt, dass sie meist nicht isoliert, sondern kombiniert mit anderen psychologischen Verfahren eingesetzt werden. Grundsätzlich lassen sich muskuläre, zentralnervöse und autonome Prozesse durch Biofeedback beeinflussen. Für verschiedene biologische Vorgänge stehen dabei unterschiedliche Verfahren zur Verfügung (vgl. Tabelle 4).

Tabelle 4: Methoden der Erfassung von Biosignalen

EMG-Biofeedback	Muskelaktivität
EKG-Biofeedback	Muskelerregung der Vorhöfe und der Herzkammern
EEG-Biofeedback	Spontane oder reizkorrelierte elektrische Aktivität des Gehirns
rtfMRT (real-time funktionelle Magnetresonanztomografie)	Aktivität im Gehirn (Darstellung mit hoher räumlicher Auflösung)
EDA-Biofeedback (elektrodermale Aktivität)	Hautwiderstand
Hauttemperatur	Peripherer Blutfluss in der Haut
Plethysmografie-Biofeedback	Blutfluss durch ein Blutgefäß (z.B. Schläfe)
Atmungsfeedback	Atmungsfrequenz oder Atemqualität
Biofeedback innerer Organe	Aktivität innerer Organe (z.B. Blase)

Die Durchführung von Bio- bzw. Neurofeedback ist weitgehend einheitlich:

Durchführungsprinzipien

- Einführung in das Verfahren und Aufbau einer positiven Erfolgserwartung, Erläuterung der speziellen Biofeedbackanordnung, Verdeutlichung der Therapieziele, Verstärken einer psychologischen (nicht medizinischen) Attribution der Selbstregulation im Sinne einer internalen Kontrolle.
- Anlegen der Messfühler an dem zu messenden System eines Körperteils (Muskulatur, Nerv, Haut etc.) in der für das gewählte Verfahren notwendigen Weise.
- Einstellung der gewünschten Verstärkungs- und Rückmeldungsart.
- Instruktion zur Veränderung des Messwertes in die gewünschte Richtung (z.B. „Versuchen Sie jetzt, den Ball von links nach rechts in das Tor zu bewegen.").

Eine Biofeedbacksitzung dauert im Allgemeinen bis zu 40 Minuten. Die gesamte Behandlung kann von zehn Sitzungen (bei Spannungskopfschmerz) über mehrere hundert Sitzungen (bei Epilepsie oder neuormuskulären Störungen) bis hin zu Jahren mit täglichem Tragen des Biofeedbackgeräts (bei Skoliose) dauern. Von entscheidender Bedeutung für den Therapieerfolg ist neben der Vorbereitung und dem Aufbau einer positiven Therapieerwartung der Transfer der im Labor erreichten Selbstkontrolle auf Situationen im Alltag, was durch entsprechende Verstärkung gelingt.

3.8.8 Kontingenzmanagement

Mit dem Begriff „Kontingenzmanagement" werden in der Regel Verfahren bezeichnet, die vornehmlich gezielt neue Konsequenzen (C+) einsetzen, um problematisches Verhalten zu verändern. Eine Veränderung der Kontingenzen würde eigentlich bedeuten, dass die Art des Zusammenhangs zwischen Verhalten R und Konsequenzen C modifiziert wird. Ein Beispiel wäre, dass man von einer kontinuierlichen zu einer intermittierenden Verstärkung übergeht. Das Kontingenzmanagement setzt vor allem neue Konsequenzen ein. Beispielsweise konnte in Therapiestudien mit kleinen finanziellen Anreizen eine deutlichere Reduktion des Rauchens bei Erwachsenen und bei Jugendlichen erreicht werden. Durch Studien lässt sich zeigen, dass in der Suchtbehandlung mehrere mögliche Ziele durch den Einsatz von Kontingenzmanagement erreicht werden können: Drogenabstinenz, Steigerung der Compliance mit dem Behandlungsplan, Förderung angemessenen Verhaltens im Klinikalltag sowie Compliance mit der Medikamenteneinnahme. Dabei können mehrere unterschiedliche Verstärker zum Einsatz kommen.

Typisch in Suchttherapien

Anwendung und Durchführung. Beim Kontingenzmanagement sind folgende Punkte zu beachtet:

1. *Zielverhalten:* Das wichtigste Zielverhalten muss identifiziert werden. Dabei ist darauf zu achten, dass es möglichst quantifizierbar ist. Ein Beispiel kann die Beteiligung am Küchendienst in einer Einrichtung sein.
2. *Verstärker:* Verstärker müssen für die Patient:innen attraktiv sein. Neben Geld können bei Jugendlichen z. B. Gutscheine fürs Kino oder ähnliche Aktivitäten vergeben werden.
3. *Verstärkerplan:* Der Verstärkerplan kann entweder einem festen Verhältnisplan (fixed ratio) oder einem ansteigenden Verhältnisplan (progressive ratio, in dem die Aufgaben für die Erlangung von Verstärkern immer schwieriger werden) folgen.
4. *Erwartungen erfüllen:* Der Verhaltenskontrakt muss zeitlich klar definiert sein und die Operationalisierung der geforderten Verhaltensweisen muss nachvollziehbar sein.
5. *Pünktlichkeit:* Der Verstärker wird z. B. sofort nach der verabredeten Urinkontrolle vergeben.
6. *Priming:* Es kann, bereits bevor der Vertrag in Kraft tritt, eine Heranführung erfolgen, bei der die Patient:innen lernen, dass sie durch kooperatives Verhalten Belohnungen erhalten können.

Verstärkerplan, Verhaltensformung

Um das Ziel der Drogenabstinenz schrittweise zu erreichen, kann auch Verhaltensformung (Shaping) genutzt werden. Geringere Belohnungen können z. B. eingesetzt werden, um ein bestimmtes Ergebnis in Urintests zu erreichen (d. h. eine quantitativ messbare Reduktion des Drogenkonsums). Höhere Belohnungen können dann bei der Erfüllung strengerer qualitativer Kriterien (z. B. komplette Abstinenz) erzielt werden.

3.8.9 Selbstwertsteigerung

Premack (1962) hat folgenden Lehrsatz formuliert: „Jede beliebige Reaktion A wird jede andere beliebige Reaktion B verstärken, wenn und nur wenn die unabhängige Rate von A größer ist als die von B" (S. 255). Man kann sich dieses Lerngesetz (vgl. Kapitel 1.4) für den Aufbau konstruktiven, selbstwertbezogenen Denkens zunutze machen. Insbesondere bei der Behandlung depressiver Menschen, die stark unter negativen, selbstabwertenden Gedanken leiden, hat sich dies bewährt (Hautzinger, 2021a; Fehm & Weidmann, 2023).

Selbstwertdienliches Verhalten fördern

In einem ersten Schritt geht es darum, die unterschiedlichsten positiven, freundlichen Gedanken zu finden. Beispiele dafür finden sich in folgendem Kasten.

Positive, konstruktive Gedanken – Beispiele

- Ich fühle mich stark.
- Mich interessiert vieles.
- Ich werde gerne zu Spaziergängen eingeladen.
- Das habe ich gut gemacht.
- Meine Enkel lieben meine gestrickten Wollsocken.
- Ich habe viel Zeit für schöne Dinge.
- Das kann nur besser werden.
- Das schaffe ich schon.
- Es ist noch kein Meister vom Himmel gefallen.
- Mein Nusskuchen gelingt immer.
- Wenn ich einlade, kommen alle gern.
- Meine Familie steht auf meiner Seite.
- Ich erfahre von meinen Bekannten viel Unterstützung.
- Ich gebe mein Bestes.
- Das kann doch jedem passieren.
- Ich kann mein Leben gestalten.
- Das Aussehen ist nicht so wichtig.
- So wie es mir innen geht, strahlt es nach draußen.

Patient:innen sollen fünf bis zehn Sätze notieren, die einer ihrer Stärken entsprechen, die verdeutlichen, was andere an ihnen mögen, oder die zeigen, worauf sie stolz sind oder was sie gut können usw. Dabei benötigen viele Patient:innen Hilfe. Jeder Satz wird auf eine kleine Karteikarte geschrieben (vgl. Abbildung 15).

Ich bin eine gute Köchin

Auf meinen Garten bin ich stolz

Auf meine Tochter kann ich mich verlassen

Endlich habe ich Zeit für mich

Abbildung 15: Beispiele für Karten mit Sätzen zur Selbstwertsteigerung und Selbstverstärkung

Pumptechnik zur Selbstwertsteigerung

Die einmal notierten selbstwertsteigernden Gedanken sollen dann laut vorgelesen werden. Dies ist meist schambesetzt, diese Scham kann aber mit etwas Geduld und Zuspruch überwunden werden. Meist verbessert allein schon das Vorlesen das Befinden. Daraus ergibt sich die Motivation die gefundenen und aufgeschriebenen positiven Sätze im Alltag zu trainieren. Ziel ist es, die freundlichen, konstruktiven, unterstützenden Gedanken verfügbarer zu machen (in das Handlungssystem zu „pumpen"), damit dieses mentale Verhalten das Befinden bestimmt. Dazu kann nun das sogenannte Premack-Prinzip genutzt werden. Dabei wird ein häufig gezeigtes Verhalten mit dem seltenen Verhalten gekoppelt, damit das zunächst seltene Verhalten häufiger auftritt und damit verfügbarer wird. Das seltene Verhalten sind die konstruktiven, freundlichen, selbstwertdienlichen Sätze. Diese werden nun mit einem häufig gezeigten Verhalten (z. B., etwas zu essen und etwas zu trinken, oder ganz allgemein sich etwas in den Mund zu stecken) gekoppelt. Jedes Mal, bevor man etwas in den Mund steckt, gilt es nun, die Kärtchen hervorzuholen und durchzulesen. Noch besser ist, sie sich selbst laut vorzulesen. Die Kärtchen sollten immer und überallhin mitgenommen werden, damit die aufbauenden Sätze bei jeder Gelegenheit, auch bevor man z. B. ein Bonbon in den Mund steckt oder an einem Kaffee nippt, hervorgeholt und durchgelesen werden können.

Eine andere Methode zum Training konstruktiver, selbstwertsteigernder Gedanken ist die Stimuluskontrolle. Dabei geht es darum, dass die freundlichen, aufbauenden Sätze durch bestimmte Reize erinnert und später ausgelöst werden. Dafür lassen sich bunte Klebepunkte verwenden, die an den unterschiedlichsten Stellen in der Wohnung, am Arbeitsplatz, im Auto, im Garten, auf dem Geldbeutel usw. angebracht werden. Wenn Patient:innen nun während des Tages auf einen der farbigen Punkte (Stimuli) stoßen, gilt es, die Kärtchen mit den freundlichen, aufbauenden Gedanken hervorzuholen, durchzulesen und zu memorieren. Obgleich diese Gedankenkontrolltechniken sehr einfach sind und manchen „kindisch" vorkommen, sind sie bei Patient:innen jeder Altersstufe sehr beliebt und erfolgreich.

Schritte der Selbstwertsteigerung

1. Freundliche, aufbauende, positive Sätze auf Kärtchen schreiben.
2. Sich klar werden, wie diese positiven Sätze die Stimmung zuversichtlich machen.
3. Pumptechnik: Positive Sätze an bestimmte Alltagshandlungen (z. B. Essen) „koppeln" und bei jeder Gelegenheit, in der diese Handlung vorkommt, positive Sätze durchlesen.
4. Stimuluskontrolle: Klebepunkte (oder einen anderen Stimulus) als Erinnerungshilfe nutzen.

3.8.10 Selbstverstärkung

Von Selbstverstärkung spricht man dann, wenn sich eine Person nach der Ausführung eines vorher festgelegten Zielverhaltens kontingent einen positiven Verstärker verabreicht bzw. erlaubt. Man spricht hier von positiver Selbstverstärkung, während die selbstgesteuerte Entfernung eines aversiven Reizes als negative Selbstverstärkung bezeichnet wird. Entsprechend der operanten Lerntheorie kann mit einer Stärkung des Zielverhaltens gerechnet werden.

Analog lässt sich Selbstbestrafung definieren. Die selbstgesteuerte Darbietung eines aversiven Reizes nennt man negative Selbstbestrafung, während das Vorenthalten bzw. Entfernung eines positiven Verstärkers positive Selbstbestrafung bedeutet.

Selbstverstärkung wirkt wie Fremdverstärkung

Selbstregulation bzw. -kontrolle umfasst Selbstbeobachtung, Selbstbewertung und Selbstverstärkung und unterliegt denselben Mechanismen wie externe Verstärkung. Entscheidend bei der Selbstverstärkung ist, dass eine Person prinzipiell Zugang zu den (primären bzw. sekundären) Verstärkern hat, sich diese selbst „verabreicht", aber erst, wenn ein bestimmtes Verhaltenskriterium (z. B. Lerneinheit am Schreibtisch oder Achtsamkeitsübung über 20 Minuten) erfüllt ist. Neben der offenen Darbietung von Verstärkern sind auch sogenannte verdeckte Verstärker, wie z. B. Gedanken, positive Selbstbewertungen, Selbstverbalisierungen für ein festgelegtes Zielverhalten (z. B. Abstinenz, Lob für Partnerverhalten) möglich und wirksam. In der Literatur werden diese verdeckten Prozesse auch „coverants" (kurz für „covered operants") genannt.

Selbstverstärkung kann – wie Selbstregulation allgemein – scheitern, wenn die Frequenz der Selbstverstärkung zu gering ist, wenn die Person nicht über angemessene Selbstbewertungen bzw. -standards verfügt, oder wenn die Selbstbeobachtung ungenau ist.

Gestuftes Vorgehen, Verhaltensformung

Bei der Selbstverstärkung machen viele Personen den Fehler, zu Beginn von sich selbst eine zu weitgehende Verhaltensänderung einzufordern (z. B. Lernen für die Schule, Vorbereiten einer Präsentation), bevor sie sich selbst eine Verstärkung gestatten. Wie bei jeder Verhaltensformung sollte der Schwierigkeitsgrad des verlangten Verhaltens allmählich gesteigert werden, ansonsten ist die Wahrscheinlichkeit gering, dass die weitgehende Verhaltensänderung, die in Angriff genommen werden soll, überhaupt auftritt und verstärkt werden kann.

Direktes Training in Selbstbeobachtung, Selbstbewertung und Selbstverstärkung ist dann angezeigt, wenn einer dieser Prozesse mit Fehlern behaftet ist (z. B. zu hohe persönliche Standards). Selbstverstärkung und Selbstbestrafung grenzen in der praktischen Durchführung aneinander. So kann es das Ziel sein, selbstkritische Verhaltensweisen abzubauen, indem damit inkompatible selbstverstärkende Äußerungen trainiert werden. Kann externe Verstärkung für ein Zielverhalten nicht realisiert werden, ist Selbstverstärkung die Methode der Wahl.

Es wurde mehrfach gezeigt, dass die Selbstbestimmung über Verstärkungskontingenzen wirkungsvoller ist als von außen kommende (externe) Kontingenzen, auch wenn das Ausmaß der Verstärkung dasselbe ist.

Interventionsregeln

Durchführung und Anwendung. Das Training der Selbstkontrolle und der Selbstverstärkung erfolgt in mehreren Schritten:

- Suche nach angemessenen und wirksamen Verstärkern (dabei kommt Selbstbeobachtung zum Einsatz),
- Festlegung angemessener Verhalten-Verstärker-Kontingenzen (realistisch, kleine Stufen, hohe Anfangserfolge),
- Einübung von Selbstverstärkung durch Modelle, wiederholte Verhaltensübungen, Rollenspiele,
- Umsetzung im Alltag, Anpassung an persönliche, spezifische Bedingungen,
- Kontrolle und Verstärkung durch Therapeut:in,
- Verhaltensflexibilität und Verhaltensgeneralisierung durch fortgesetzte und in das Verhaltensrepertoire übernommene Selbstverstärkung.

Selbstmanagement in Form von Selbstbeobachtung und Selbstverstärkung kommt bei der Therapie unterschiedlicher Essstörungen (Munsch & Hilbert, 2015; Tuschen-Caffier & Hilbert, 2016) und bei Suchtverhalten (stoffgebunden, stoffungebunden; Müller et al., 2018) eine zentrale Rolle zu. Doch auch bei der Therapie anderer Verhaltensstörungen, etwa sexuellen Funktionsstörungen (Velten & Özdemir, 2023), Paraphilien, Selbstverletzungen (Schmahl & Stiglmayr, 2020), depressiven Störungen (Hautzinger, 2021a), Arbeitsstörungen (Höcker et al., 2022) und sozialen Ängsten (Stangier et al., 2016) sind Selbstbeobachtung und Selbstverstärkung von großer Bedeutung.

Menschen mit sozialen Ängsten, Schüchternheit und Unsicherheit können die möglicherweise vorliegenden Fertigkeitendefizite (vgl. Kapitel 3.8.4) durch Neulernen und ihr Vermeidungsverhalten in sozialen Situationen durch Selbstmanagement überwinden. Dazu ist es zunächst wesentlich, mithilfe von Selbstbeobachtung die verunsichernden bzw. vermiedenen sozialen Situationen zu identifizieren. Häufige Beispiele schwieriger sozialer Situationen sind: in einer Gruppe etwas sagen, die eigene Meinung ausdrücken, jemanden ansprechen, sich einer Gruppe anschließen, jemanden loben oder sich beschweren. Parallel gilt es nun, sich ein gestuftes Programm dafür zu überlegen, wo bzw. wann diese bislang vermiedenen Verhaltensweisen gezeigt werden können (etwa im Arbeitsteam, im Seminar, in der Kantine, in der Kneipe oder in der Bahn). Wichtig ist auch, sich wirksame verstärkende

Aktivitäten zu überlegen (z. B. eine Sportveranstaltung besuchen, ins Kino gehen, einen ganzen Tag im Bett verbringen und fernsehen), die ausschließlich bei erfolgreicher Umsetzung der sozialen Verhaltensweisen und Erreichen eines bestimmten Punktestandes sich selbst erlaubt werden (vgl. Kapitel 3.3). Die Selbstverstärkung für gezeigtes soziales Verhalten (z. B. in einer Versammlung etwas sagen) kann zunächst in einem Selbstlob (z. B. „Das war gut", „Ich habe es geschafft") und dann in Strichlisten oder Sternchen auf dem Handy (oder im Tagebuch) bestehen. Diese Striche bzw. Sternchen werden gesammelt und können für selbstverstärkende Aktivitäten eingetauscht werden. Dafür muss vorher festgelegt werden, welcher Punktestand für welche verstärkende Tätigkeit erreicht werden muss.

3.8.11 Elterntraining

Ein Elterntraining stellt eine zentrale Intervention in der Arbeit mit Kindern, Jugendlichen und Familien dar (Heinrichs & Hahlweg, 2018). Es ist oft auf spezifische Problembereiche ausgerichtet (z. B. Schlafstörungen), doch im Kern ein an den operanten Prinzipien orientiertes Training.

Die Inhalte des Elterntrainings beziehen sich auf verschiedene Aspekte der Eltern-Kind-Interaktion:

- Spiel und positive Interaktion,
- klare Anforderungen stellen,
- Grenzen setzen,
- unerwünschtes Verhalten ignorieren,
- Lob und Belohnung erwünschten Verhaltens,
- Konsequenzen und Strafen durchsetzen.

Eltern zu Verstärkern machen

Folgende Prinzipien des operanten Lernens werden auch im Elterntraining bearbeitet und eingeübt: Positive Verstärkung (durch sekundäre, generalisierte Verstärker), Stimuluskontrolle (klare Regeln, Grenzen setzen), Extinktion und Verstärkerentzug (als Bestrafungsmethode).

Bei Nachuntersuchungen (z. B. nach sechs Monaten) zeigt sich, dass die Intensität des Problemverhaltens (meist aggressives, feindseliges, unsoziales Verhalten) in Familien, bei denen Mutter und Vater an einem Elterntraining teilgenommen haben, signifikant abgenommen hat als in Familien der Kontrollgruppe. Direkt nach der Intervention und nach sechs Monaten lässt sich (im Strengths and Difficulties Questionnaire) eine signifikant größere Verbesserung der familiären Situation für die Elterntrainingsgruppe feststellen. Die Kinder zeigten weniger Verhaltensprobleme. Interessanterweise ließ sich auch eine tendenzielle Verringerung psychischer Probleme bei den Müttern beobachten.

3.8.12 Verhaltensaktivierung

Orientiert am Verstärkerverlust- bzw. Verstärkerdefizitmodell (vgl. Abbildung 16) hat sich Verhaltensaktivierung („behavioral activation") als eine der wirkmächtigsten Interventionen bei Depressionen erwiesen (Lewinsohn et al., 1984; Hoyer & Krämer, 2021).

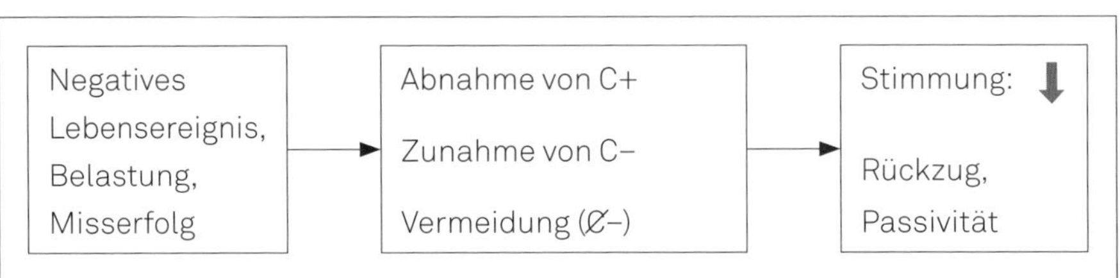

Abbildung 16: Geringe Rate von positiver Verstärkung beeinflusst Stimmung

Verstärkerverlust führt zu Depression

Es ist kaum möglich, gute Stimmung und Wohlbefinden zu erleben, wenn man kein Verhalten zeigt, für das man belohnt werden kann oder das einem selbst wertvoll, wichtig und sinnvoll erscheint. Ganz wesentlich zur Stimmungsverbesserung tragen daher die (an sich selbst gerichteten) Fragen bei:

- „Tue ich genug, was mir wichtig ist und eine Chance auf Belohnung hat?"
- „Oder tue ich stattdessen zu wenig/nichts oder erfülle ich ausschließlich lästige Pflichten, die keine Belohnung finden, nur bestenfalls (Selbst-)Bestrafung vermeiden?"

Umkehrung der Selbstbestrafung

Verhaltensaktivierung stellt die Umkehrung der Selbstbestrafung und Vermeidung durch die bereits in den Kapiteln 2.2 und 2.4 dargestellten „pleasant activities" und wertorientierten Tätigkeiten dar. Es geht also darum, wieder mehr wirklich wichtige und verstärkende Dinge tun, und zwar ohne Vorbedingung und ohne auf Lust oder bessere Stimmung zu warten.

Erfolgreiche Therapieprogramme zur Verhaltensaktivierung bestehen meist aus folgenden Komponenten:

- Anregungen zur Tagesstrukturierung, Tagesplan positiver Aktivitäten erarbeiten.
- Auf Erfahrungen der erfolgreichen Umsetzung (E) fokussieren, statt auf Lust oder Vergnügen (V).
- Leichte und wichtige Aktivitäten auswählen (vgl. Listen in Kapitel 2.4).
- Kurzfristige Ziele und Teilziele für E vereinbaren.
- Gestuftes Vorgehen wählen.
- Realistische Erwartungen vermitteln, sich selbst einen „Bonus" geben.
- Ablauf einer Tätigkeit planen („Wie haben ich das früher gemacht?").
- Überlegen, wie der erste Schritt aussehen könnte (dabei können Vorstellungsübungen helfen).

- Mögliche Hindernisse für die Aktivität und die Umsetzung des Plans erkennen.
- Mögliche Hilfen für die Überwindung der Hindernisse ermitteln.

Auf Seite 130 im Anhang findet sich ein Arbeitsblatt zur Planung von Maßnahmen zur Verhaltensaktivierung.

3.8.13 Genusstraining

Genusstraining nutzt neben anderen Methoden auch positive Intervention (z. T. primäre Verstärkung), um Emotionen zugänglich zu machen und um eine Stressregulation zu bewirken (Lutz, 2021). Es ist dem Training sozialer Fertigkeiten (vgl. Kapitel 3.8.4) bzw. Kommunikationstraining (vgl. Kapitel 3.8.5) ähnlich. Ideal für den Ablauf sind geschlossene Gruppen (mit etwa acht Patient:innen), die über sechs bis zehn Sitzungen (von je 90 Minuten) die folgenden Sinnesbereiche in jeweils ein bis zwei Sitzungen erkunden: Riechen, Tasten, Schmecken, Schauen und Hören. Wichtig ist, dass Patient:innen dazu angeregt werden, ihre Aufmerksamkeit zu fokussieren, jeweils nur einen Sinn auf einen angenehmen Reiz zu richten und positive Emotionen zuzulassen. Es werden Genussregeln etabliert bzw. erlernt.

Riechen, Tasten, Schmecken, Schauen, Hören

Genussregeln

- Wenn man genießen will, muss man sich Zeit nehmen.
- Genuss muss erlaubt sein. Genussverbote werden durch Erlauben und Tun korrigiert.
- Genuss geht nicht nebenbei. Genießen erfordert Aufmerksamkeit.
- Wissen, was einem gut tut, kann man erlernen. Jede Person sollte ihre Präferenzen entdecken.
- Weniger ist mehr. Es ist hilfreich, sich auf das Wesentliche zu beschränken.
- Ohne Erfahrung kein Genuss. Differenzierungen können erlernt werden.
- Genuss ist alltäglich. Genuss ist im alltäglichen Leben erfahrbar.

Genusstraining als Verstärkertraining

Die Patient:innen sollen mit den zur Verfügung stehenden Materialien hantieren können (sie anfassen, an ihnen riechen usw.). Um den Bezug zur aktuellen Lebenswelt zu erleichtern, sollten bei der Auswahl jahreszeitliche Besonderheiten (z. B. im Frühling frisches Gras nutzen, im Sommer Heu oder Erde, die je nach Jahreszeit unterschiedlich riecht) und das konkrete Lebensumfeld in Beruf oder Familie (z. B. Bleistift, Schraubenschlüssel, Objekte aus dem Haushalt, dem Kinderzimmer) berücksichtigt werden. Dabei werden sowohl Naturmaterialien (z. B. Küchenkräuter) wie auch Industrieprodukte (z. B. Kleber, Fotos) einbezogen. Sie sollen alle Modalitäten eines Sinnes ansprechen (z. B. chromatisch abgestufte Farbtafeln; klangerzeugende Objekte und Materialien, die das gesamte Klangspektrum abdecken). Ebenso sollten räumliche und situative Besonderheiten einbezogen werden (z. B. der Kontrast zwischen einer warmen Heizung und dem kalten Fenster, Umgebungsgeräusche oder die tageszeitlich unterschiedliche Lichteinstrahlung).

3.8.14 Cognitive Bias Modification

Bei vielen Störungen liegen charakteristische Verzerrungen von automatischen kognitiven Prozessen wie Aufmerksamkeit, Gedächtnis oder Interpretation vor. So wird zum Beispiel die Aufmerksamkeit von Phobiker:innen ungewollt von allem angezogen, was den gefürchteten Reizen ähnelt, depressive Personen erinnern sich leichter an negative als an positive Ereignisse (vor allem aus dem eigenen Leben), und Suchtpatient:innen zeigen eine automatische Annäherung an drogenbezogene Reize. Diese meist unbewusst ablaufenden Verzerrungen werden als „cognitive bias" bezeichnet und tragen zur Entstehung und Aufrechterhaltung der Störungen bei. Um sie beeinflussen zu können, wurden verschiedene computerbasierte Trainingsprogramme entwickelt, die unter dem Stichwort „Cognitive Bias Modification" (CBM) bekannt geworden sind. Sie benutzen positive und negative Verstärkung, um die hoch automatisierten Prozesse modifizieren zu können.

Cognitive Bias Modification

So konnte zum Beispiel bei Patient:innen mit Sozialphobie eine Reduktion der Angstsymptomatik erreicht werden, wenn es gelang, die Aufmerksamkeit durch ein entsprechendes Training weg von negativen Reizen und hin zu neutralen Reizen zu lenken (z. B. Amir et al., 2009). Ähnliche Effekte wurden auch bei Interpretationstrainings beobachtet. Hier wurden die Proband:innen trainiert, mehrdeutige Situationen positiv statt negativ zu interpretieren (Jones & Sharpe, 2017). Bei einigen Trainings waren auch sehr langfristige Erfolge zu beobachten: In mehreren Studien konnte gezeigt werden, dass die Rückfallrate von abstinenten alkoholabhängigen Patient:innen nach einem Jahr um ca. 10 % verringert war, wenn sie an einem Alkohol-Vermeidungs-Training teilgenommen hatten, bei dem sie Bilder alkoholischer Getränke immer wieder von sich wegschieben mussten (Loijen et al., 2020).

Alkoholvermeidungstraining

Diese Trainings zielen auf die Veränderung von kognitiven Prozessen ab, ihre Gestaltung und Durchführung ist aber stark von operanten Techniken beeinflusst. Es wird positive Verstärkung eingesetzt, um erwünschtes Verhalten zu verstärken, negatives Feedback („Das war ein Fehler!") soll das dysfunktionale Verhalten abschwächen. Viele Trainings verwenden dabei zusätzlich Methoden der sogenannten „Gamification" (z. B. Punktesysteme, aufsteigende Schwierigkeitsgrade (Levels) und Trophäen), also Methoden, wie sie ganz ähnlich auch bei kommerziellen Computerspielen (z. B. Salemink et al., 2022) zu finden sind. All dies dient dazu, die Motivation der Patient:innen zur Aufnahme und wiederholten Durchführung der meist etwas langweiligen Trainings aufrechtzuerhalten. Auch soziale Verstärkung kann benutzt werden, indem verschiedene Gruppen von Patient:innen darum konkurrieren, wer das Training am häufigsten durchführt. Einzelne Patient:innen erhalten dann für die Teilnahme am Training Lob von den anderen Mitgliedern ihrer Gruppe, und die Gruppe als Ganzes erfährt durch den „Sieg" in einem Wettbewerb der Gruppen positive Verstärkung.

Durchführung und Anwendung. Verschiedene Aspekte müssen bei einem Training automatischer kognitiver Prozesse berücksichtigt werden:

- Die bei der jeweiligen Störung relevanten kognitiven Prozesse und ihre charakteristischen Verzerrungen müssen bekannt sein.
- Das Training muss geeignet sein, diese Prozesse zu verändern.
- Positive Konsequenzen der Trainingsteilnahme (Lob, Anerkennung) müssen maximiert werden, negative Konsequenzen (Zeitaufwand, Mühe) müssen minimiert werden.
- Zwischen Patient:in und Therapeut:in sollten klare Absprachen über die regelmäßige Teilnahme am Training erfolgen und das Einhalten der Absprachen sollte positiv verstärkt werden.
- Während des Trainings sollte eine häufige Rückmeldung über den Erfolg (positive Verstärkung) erfolgen, z. B. in Form von positivem Feedback („Das war korrekt!") und ansteigendem Punktestand.
- Der Schwierigkeitsgrad der Aufgaben muss so gewählt werden, dass die Patient:innen ein Erfolgserlebnis haben und viel Verstärkung erfahren.
- Die Trainingssitzungen sollten kurz sein und häufig wiederholt werden. Die Patient:innen sollten Feedback über ihren Lernfortschritt von Sitzung zu Sitzung erhalten, sodass dies als positive Verstärkung wirken kann.

Gamification

Salemink et al. (2022) entwickelten ein Interpretationstraining, mit dem hochängstliche Personen trainiert wurden, mehrdeutige Situationen positiv oder neutral statt negativ zu interpretieren. Sie verglichen eine Standardversion des Trainings mit einer Version, bei der verschiedene „Gamification"-Elemente eingesetzt wurden, um die Durchführung des Spiels positiv zu verstärken. Zu den Elementen gehörten, ähnlich wie bei kommerziellen Computerspielen, das „Abschießen" der richtigen Antworten, akustisches und visuelles Feedback, das Sammeln von Punkten und ein persönlicher „High Score". Zusätzlich wurde Shaping eingebaut, indem die Geschwindigkeit des Spiels (und damit die Schwierigkeit) an die Leistung der Teilnehmer:innen angepasst wurde. Auf diese Weise erhielten alle Teilnehmer:innen unabhängig von ihrer objektiven Leistung ein hohes Maß an Verstärkung, bevor die Aufgabe etwas schneller und damit schwieriger wurde. Darüber hinaus führte unerwünschtes Verhalten (die Wahl einer negativen Interpretation) zu negativen Konsequenzen, indem falsche und zu langsame Antworten die Meldung „Game Over" bewirkten. Im Vergleich zur Standardversion des Trainings wurde die

Version mit den motivationsfördernden Verstärkern von den Teilnehmer:innen tatsächlich als ansprechender, unterhaltsamer und erfreulicher beurteilt.

3.9 Kombination mit anderen Verfahren

Kombinationen sind die Regel

Operante Interventionen werden selten allein eingesetzt. Bestenfalls in Experimenten oder spezifischen, kontrollierten Untersuchungen können die Effekte von positiver Verstärkung, von aversiven Methoden und Bestrafung, von Stimuluskontrolle, Verstärkerentzug, Extinktion, Münzverstärkungssystemen in Reinform umgesetzt und nachgewiesen werden. Im Alltag und im klinischen Rahmen sind operante Interventionen immer Teil eines komplexen Programms. Jede der in Kapitel 3 erwähnten Interventionen integriert, geplant oder ungeplant, neben den operanten Prinzipien auch kognitive Interventionen, Verfahren der Emotionsregulation, konfrontative Methoden (Exposition) und zahlreiche kreative Techniken. Es besteht jedoch kein Zweifel, dass Verstärkungs- und Bestrafungsmechanismen in jeder sozialen Beziehung, in jeder Gesellschaft, in jeder Psychotherapie noch so komplexer Störungen zu den zentralen Mechanismen der Verhaltenssteuerung und Erlebensregulation gehören.

3.10 Probleme und Schwierigkeiten

Ausdauer, Struktur, Konsequenz

Operante Interventionen erscheinen logisch und einfach. Sie sind jedoch mit Schwierigkeiten in der Umsetzung verbunden. Wie alle Veränderungen brauchen operante Interventionen Zeit, Ausdauer, Struktur und Konsequenz. Es ist die Ausnahme, dass durch eine Erfahrung („one trial“) oder Einsicht eine Verhaltensänderung erfolgt und dauerhaft ist.

Der Normalfall erfordert auf der Grundlage einer Verhaltensbeobachtung und funktionalen Verhaltensanalyse (vgl. Kapitel 2) einen Interventionsplan, klare Regeln, verbindliche Struktur, festgelegte Konsequenzen und wiederholte Anwendung über die Zeit. Störungen und Probleme können auf jeder dieser Stufen bzw. innerhalb jedes Abschnitts auftreten. Oft geschieht das zunächst unbemerkt (z. B. durch eine neu hinzukommende Person oder den Ausfall eines Reizes in der Verhaltenskette), wodurch die Zielerreichung behindert wird oder das Verhalten sich in eine unerwünschte Richtung entwickelt. Der Interventionsplan kann lückenhaft sein oder auf einer ungenauen Verhaltensanalyse beruhen. Die Regeln für positive Verstärkung berücksichtigen bestimmte Verhaltensvariationen nicht oder werden von beteiligten Personen unterschiedlich ausgelegt. Kontingente positive Verstärkung bzw. Bestrafung wird so zu intermittierender Verstärkung oder erzeugt Vermeidung. Die Konsequenzen eines Verhaltens (z. B. beim Eintauschen von Token in Tätigkeiten) erlauben Interpretationsspielraum oder bleiben aus Unaufmerksamkeit ganz aus. Schließlich wird die Geduld und die Ausdauer von Interaktionspartner:innen auf die Probe gestellt, denn Veränderungen können (anfangs) ausbleiben, Störverhalten sich sogar verschlimmern, Veränderungen erst allmählich, viel zu langsam eintreten. Unterbrechungen von Interventionsplänen können das bis dahin erreichte aufheben, zurückwerfen und eine Fortsetzung des Therapieprogramms verunmöglichen. Wie bereits in Kapitel 3.3 hervorgehoben, ist bei operanten Interventionen der organisatorische Aufwand bei der Umsetzung in Ambulanzen und in Institutionen erheblich. Sämtliche Mitarbeiter:innen und Eltern müssen nicht nur trainiert werden, sondern müssen das operante Verfahren auch konsistent anwenden. Was in Laborstudien und bei der Anwendung operanter Prinzipien mit Tieren möglich ist, nämlich der Austausch der Versuchstiere und der Neubeginn einer Interventionsserie, ist im Humanbereich (z. B. Erziehung, Schule, Therapie) nicht oder nur begrenzt möglich.

Schwierigkeit der Verhaltensmessung

Ein wesentliches Merkmal von Programmen zur Verhaltensänderung besteht in der Messung des zu verändernden Verhaltens. Aber das ist oft leichter gesagt als getan. Es ist oft nicht klar, wie die Messung erfolgen und die Ergebnisse gedeutet werden sollen. Das gilt nicht nur für die Psychotherapieforschung generell, sondern auch für den klinischen Einzelfall. Eine noch so ausgefeilte Verhaltensbeobachtung lässt Spielraum für nicht erfasstes bzw. erfassbares Verhalten. Hierzu gehört auch die Unterscheidung von Verhalten und Denken. Versteht man unter Verhalten nur das offene, beobachtbare Verhalten oder auch inneres, verdecktes Verhalten, also kognitive Prozesse?

Wirkmechanismen unklar

Die Wirkmechanismen (z. B. der Münzverstärkung) sind bislang nicht eindeutig geklärt. Möglicherweise spielt bereits die Konkretisierung, die verbindliche Struktur und regelmäßige verbale Instruktion (auch Anerkennung, Lob) bei der Vergabe der Token (Sternchen, Münzen, Punkte usw.) eine Rolle. Cohen et al. (1973) haben auf einer Station mit psychotischen Patient:innen (Schizophrenie) festgestellt, dass Münzen ihre verhaltenssteuernde Funktion selbst dann noch beibehielten, als sie keinerlei Eintauschwert mehr hatten. Dies könnte bedeuten, dass weniger die generalisierte Verstärkerwirksamkeit als vielmehr die Einheitlichkeit und Klarheit der Erwartungen, Strukturierung des Alltags, Hilfestellungen, Instruktionen und Reaktionen des Pflegepersonals beim Therapieerfolg eine Rolle spielen.

Übergang von Fremd- zur Selbstkontrolle

Ein wesentliches Ziel, das in der Kritik der operanten Verfahren häufig übersehen wird, ist der Übergang von der Fremdkontrolle zur Selbstkontrolle (Selbstmanagement). Wenn irgendwie möglich, soll eine von außen gesteuerte Veränderung von S, R oder C möglichst rasch durch die Patient:innen selbst übernommen werden (vgl. Kapitel 3.8.10). Dies wurde auch so von Skinner (1988) betont. Er verdeutlichte, dass dies ein Erlernen der Lernprinzipien (vgl. Kapitel 1) erfordere, was leichter wäre, als Patient:innen beizubringen, wie sie ihre Gefühle, ihr Denken oder ihre Bewusstseinszustände ändern könnten.

4 Empirische Wirksamkeit, Effektivität und Kritik

Experimentelle und empirische Wirknachweise

Es gibt wenige psychotherapeutische Interventionen, die auf einer überzeugenden Theorie, überwältigenden experimentellen Belegen und zahlreichen klinisch-therapeutischen Studien bei unterschiedlichen Psychopathologien beruhen. Operante Verfahren können dies für sich in Anspruch nehmen. Sie verfügen über experimentelle Belege (im Tier- und Humanbereich – Skinner, 1963; Spada et al., 2018), über empirische Belege (Staddon & Cerutti, 2003; Lussier et al., 2006) und über klinische bzw. alltägliche Wirknachweise (Kazdin & Bootzin, 1972; Maercker & Machmutow, 2018). Dies kann die Mehrzahl anderer klinischer Interventionen und Psychotherapien nicht für sich in Anspruch nehmen. Operante Verfahren sind wissenschaftlich begründet, erwiesenermaßen wirksam und in sozialen, pädagogischen und klinischen Kontexten effektiv. Zu nahezu jedem der zuvor dargestellten Problembereiche (vgl. Kapitel 3) liegen kontrollierte Interventionsstudien und Metaanalysen vor, wenngleich es dabei nicht immer gelingt, die alleinige Bedeutung operanter Verfahren für die Effektbeurteilung einzugrenzen.

Verhaltensänderung wesentlich

Trotz ihrer erwiesenen Wirksamkeit haben viele der operanten Verfahren aber in dem Maße an Bedeutung verloren, wie sich die Aufmerksamkeit der Psychotherapeut:innen den Kognitionen bzw. der Mentalisierung als Zielgröße zuwandte. Dies beruht aber eher auf den persönlichen Präferenzen der Therapeut:innen als auf empirischer Evidenz. In der Therapie der Depression beispielsweise erscheint die Bedeutung kognitiver Verfahren im Vergleich zur Bedeutung operanter Verfahren keinesfalls abschließend geklärt zu sein. So zeigte sich in einer Studie zur Therapie depressiver Patient:innen kein Gewinn durch kognitive Interventionen im Vergleich zum Aktivitätsaufbau durch operante Mechanismen (Jacobson et al., 1996; Hoyer & Krämer, 2021). Die Autoren sehen den wichtigsten psychologischen Wirkfaktor in der Depressionstherapie in der Aktivierung, d.h. in der Förderung des operanten Verhaltens (vgl. Kapitel 3.8.12). Durch operante Interventionen (Verhaltensaktivierung, Kompetenz- und Genusstraining) werden, so lässt sich annehmen, die so typischen dysfunktionalen Kognitionen bei Depressionen (wie katastrophisierende Erwartungen, perfektionistische Standards, pessimistisches Denken und Hoffnungslosigkeit) korrigiert und überwunden, ohne gezielt auf sie einzugehen.

Die Gründe für das nachlassende Interesse an den operanten Verfahren sind vielfältig, und es ist unbestritten, dass die Entwicklungen der kognitiven und emotionsfokussierten Interventionen zu einer erheblichen Erweiterung des psychotherapeutischen Repertoires beigetragen haben. Allerdings ist gleichzeitig die Forschung auf dem Gebiet der operanten Verfahren zurückgegangen, ohne dass dies auf eine erwiesene mangelnde Wirksamkeit dieser Verfahren zurückgeführt werden kann. Ebenfalls ist dieser Rückgang nicht mit mangelnden Fortschritten in der Grundlagenforschung zu Lernprozessen und zum Extinktionslernen zu erklären. Vielmehr mag das zurückgegangene Interesse auch daran liegen, dass die Beschäftigung mit Denkprozessen und der Kognitionspsychologie durch die universitäre Ausbildung näher liegt als die Analyse von Verhaltensweisen.

Sicherlich haben Vertreter:innen operanter Ansätze auch selbst zur reservierten Rezeption bis zur völligen Ablehnung beigetragen, da zahlreiche (historische) Experimente und Interventionen ethisch bedenklich sind. Oft bleibt unklar, ob der Tierschutz bedacht und eingehalten wurde bzw. ob die teilnehmenden Proband:innen angemessen aufgeklärt wurden und ob ihre explizite Einwilligung vorlag. Skinner (1948) hat mit seinem Roman „Walden Two“ möglicherweise selbst zu den Vorbehalten beigetragen, indem er dort aufzeigt, wie mit operanten Lernprinzipien ganze Gesellschaften geformt werden könnten (vgl. Kasten).

Walden Two

In Walden Two zweifelt Skinner (1948) am freien Willen des Menschen. Er vertritt die These, dass das Verhalten von Organismen, einschließlich des Menschen, durch Einflüsse der Umwelt determiniert wird und dass die systematische Veränderung von Umwelten eine „ideale Gesellschaft“ erzeugen kann.

Makel des Mechanistischen

Der Makel des Mechanistischen bzw. der „Dressur“, der den operanten Verfahren seit Beginn anhaftet, vermag das Interesse auch kaum zu fördern. Zudem wurden konkurrierende Konzepte entwickelt, die die Bedeutung höherer mentaler Prozesse als entscheidende Kraft hinter der Reiz-Reaktions-Verbindung (d.h. dem Lernen) sehen (Spada et al., 2018). In den unterschiedlichsten therapeutischen Anwendungsfeldern und therapeutischen Interventionsprogrammen kommen operante Verfahren jedoch relativ häufig vor, auch wenn dies von den jeweiligen Autor:innen nicht explizit thematisiert oder gar bemerkt wird. Operante Verfahren kommen vor allem dann zum Einsatz, wenn andere Methoden erfolglos bleiben, wenig Einsicht der Patient:innen zu erwarten ist, und wenn der Schutz des Individuums vor Gefahren für Leben und Gesundheit im Zentrum steht (z.B. bei Intelligenzminderung, Drogenkonsum, Psychosen, Selbstverletzung oder Anorexia nervosa).

5 Weiterführende Literatur

Schwitzgebel, R. K. & Kolb, D. A. (1974). *Systematische Verhaltensänderung. Theorie, Prinzipien und Methoden*. Stuttgart: Klett-Cotta.

Karoly, P. (1975). Operant Methods. In F. H. Kanfer & A. P. Goldstein (Eds.), *Helping people change* (pp. 195–228). New York. Pergamon.

Rinck, M. & Becker, E. S. (2020). Lernpsychologische Grundlagen. In J. Hoyer & S. Knappe (Hrsg.), *Klinische Psychologie & Psychotherapie* (3. Auflage, S. 113–135). Berlin: Springer.

6 Literatur

Amir, N., Beard, C., Taylor, C.T., Klumpp, H., Elias, J., Burns, M. et al. (2009). Attention training in individuals with generalized social phobia: A randomized controlled trial. *Journal of Consulting and Clinical Psychology, 77*(5), 961–973. https://doi.org/10.1037/a0016685

Azrin, N.H. & Nunn, R.G. (1973). Habit reversal: A method of eliminating nervous habits and tics. *Behaviour Research and Therapy, 11,* 619–628. https://doi.org/10.1016/0005-7967(73)90119-8

Bentler, P.M. (1962). An infant's phobia treated with reciprocal inhibition therapy. *Journal of Child Psychiatry, 3,* 185–189. https://doi.org/10.1111/j.1469-7610.1962.tb02052.x

Bohus, M. (2019). *Borderline-Störung* (2. Auflage). Göttingen: Hogrefe. https://doi.org/10.1026/02853-000

Cohen, R., Florin, I., Grusche, A., Meyer-Osterkamp, S. & Sell, H. (1973). Dreijährige Erfahrungen mit einem Münzsystem auf einer Station für extrem inaktive, chronisch schizophrene Patienten. *Zeitschrift für Klinische Psychologie, 2,* 243–277.

Cumming, W.W. (1966). A bird's eye glimpse of men and machines. In R. Ulrich, T. Stachnik & J. Mabry (Eds.), *Control of human behavior* (pp. 246–256). Glenview, IL: Scott & Foresman.

Donahoe, J.W. & Vegas, R. (2004). Pavlovian conditioning: The CS-UR relation. *Journal of Experimental Psychology and Animal Behavior Process, 30,* 17–33. https://doi.org/10.1037/0097-7403.30.1.17

Echelmeyer, L. (2021). Verhaltensbeobachtung. In M. Linden & M. Hautzinger (Hrsg.), *Verhaltenstherapie Manual* (9. Auflage, S. 279–284). Heidelberg: Springer.

Engl, J. & Thurmaier, F. (2020). *Kommunikationstherapie.* Göttingen: Hogrefe. https://doi.org/10.1026/02916-000

Epstein, L.H., Roemmich, J.N., Stein, R.I., Paluch, R.A. & Kilanowski, C.K. (2005). The challenge of identifying behavioral alternatives to food: Clinic and field studies. *Annals of Behavioral Medicine, 30,* 201–209. https://doi.org/10.1207/s15324796abm3003_4

Eysenck, H.J. (1961). *Handbook of Abnormal Psychology: An experimental approach.* New York: Basic Books.

Fehm, L. & Weidmann, A. (2023). *Selbstwertbezogene Interventionen.* Göttingen: Hogrefe. https://doi.org/10.1026/03061-000

Ferster, C.B. (1963). Intermittent reinforcement. In J.I. Nurnberger, C.B. Ferster & J.P. Brady (Eds.), *An introduction to the science of human behavior* (pp. 239–263). New York: Appleton Century Crofts.

Glynn, S.M. (1990). Token economy approaches for psychiatric patients: Progress and pitfalls over 25 years. *Behavior Modification, 14,* 383–407. https://doi.org/10.1177/01454455900144002

Goldiamond, J. (1965). Self-control procedures in personal behavior problems. *Psychological Reports, 17,* 851–868. https://doi.org/10.2466/pr0.1965.17.3.851

Gräßer, M. & Hovermann, E. (2022). *Positive Aktivitäten.* Weinheim: Beltz.

Hahlweg, K., Helmes, B., Steffen, G., Schindler, L., Revenstorf, D. & Kunert, H. (1979). Beobachtungssystem für partnerschaftliche Interaktion. *Diagnostica, 25,* 191–207.

Hall, M.H. (1967). An interview with „Mr. Behaviorist": B.F. Skinner. *Psychology Today, 1,* 68–71.

Hamm, A., Wendt, J. & Volkmann, M. (2017). Extinktion: Neurowissenschaftliche Erkenntnisse zur Frage, wie Menschen sich ändern. *Verhaltenstherapie, 27,* 16–26. https://doi.org/10.1159/000455659

Hautzinger, M. (2021a). *Kognitive Verhaltenstherapie bei Depressionen* (8. Auflage). Weinheim: Beltz. https://doi.org/10.1007/978-3-662-65734-8_21

Hautzinger, M. (2021b). Realitätsorientierungstraining. In M. Linden & M. Hautzinger (Hrsg.), *Verhaltenstherapie Manual* (9. Auflage, S. 395–398). Heidelberg: Springer. https://doi.org/10.1007/978-3-662-62298-8_66

Hautzinger, M. (2023). *Akute Depression* (2. Auflage). Göttingen: Hogrefe. https://doi.org/10.1026/03167-000

Hautzinger, M., Hoffmann, N. & Linden, M. (1982). Distressed couples with and without a depressed partner: An analysis of their verbal interactions. *Journal of Behavior Therapy and Experimental Psychiatry, 13,* 307–314. https://doi.org/10.1016/0005-7916(82)90075-1

Hautzinger, M. & Meyer, T.D. (in Vorb.). *Bipolare Störungen* (2. Auflage). Göttingen: Hogrefe.

Hautzinger, M. & Pössel, P. (2017). *Kognitive Interventionen.* Göttingen: Hogrefe. https://doi.org/10.1026/02831-000

Heinrichs, N. & Hahlweg, K. (2018). Elterntrainings zur Steigerung der Erziehungskompetenz. In S. Schneider & J. Margraf (Hrsg.), *Lehrbuch der Verhaltenstherapie* (Band 3, S. 255–275). Heidelberg: Springer.

Higgins, S.T., Alessi, S.M. & Dantona, R.L. (2002). Voucher-based incentives. A substance abuse treatment innovation. *Addiction Behavior, 27,* 887–910. https://doi.org/10.1016/S0306-4603(02)00297-6

Höcker, A., Engerberding, M. & Rist, F. (2022). *Prokrastrination - Extremes Aufschieben.* Göttingen: Hogrefe. https://doi.org/10.1026/03081-000

Hötzel, K. & von Brachel, R. (2022). *Änderungsmotivation fördern.* Göttingen: Hogrefe. https://doi.org/10.1026/02917-000

Hoyer, J. & Krämer, L. (2021). *Verhaltensaufbau und -aktivierung.* Göttingen: Hogrefe. https://doi.org/10.1026/02984-000

Jacobson, N.S., Dobson, K.S., Truax, P.A., Addis, M.E., Koerner, K., Gollan, J.K. et al. (1996). A component analysis of cognitive-behavioral treatment for depression. *Journal of Consulting and Clinical Psychology, 64,* 295–304. https://doi.org/10.1037/0022-006X.64.2.295

Jones, E.B. & Sharpe, L. (2017). Cognitive bias modification: A review of meta-analyses. *Journal of Affective Disorders, 223,* 175–183. https://doi.org/10.1016/j.jad.2017.07.034

Kanfer, F.H. (1970). Self-monitoring. Methodological limitations and clinical applications. *Journal of Consulting and Clinical Psychology, 3,* 148–152.

Kanfer, F.H. & Philipps, J.S. (1970). *Learning foundation of behavior therapy.* New York: Wiley.

Karoly, P. (1975). Operant Methods. In F.H. Kanfer & A.P. Goldstein (Eds.), *Helping people change* (pp. 195–228). New York. Pergamon.

Kazdin, A. & Bootzin, R.R. (1972). The token economy. An evaluative review. *Journal of Applied Behavioral Analysis, 5,* 343–372. https://doi.org/10.1901/jaba.1972.5-343

Krasner, L. (1965). Verbal conditioning and psychotherapy. In L. Krasner & L.P. Ullman (Eds.), *Research in behavior modification: New developments and implications* (pp. 211–228). New York: Holt.

Lewinsohn, P.M., Antonuccio, D.O., Steinmetz, J.L. & Teri, L. (1984). *The coping with depression course*. Eugene, OR: Castalia Publishing.

Lincoln, T. & Heibach, E. (2017). *Psychosen*. Göttingen: Hogrefe. https://doi.org/10.1026/02749-000

Lindsley, O.R. (2001). Studies in behavior therapy and behavior research therapy. In W.T. O'Donohue, D.A. Henderson, S.C. Hayes, J.E. Fisher & L.J. Hayes (Eds.), *A history of the behavioral therapies: Founder's personal histories* (pp. 125–153). Reno, NV: Context Press.

Loijen, A., Vrijsen, J., Egger, J., Becker, E.S. & Rinck, M. (2020). Biased approach-avoidance tendencies in psychopathology: A systematic review of their assessment and modification. *Clinical Psychology Review, 77,* 101825. https://doi.org/10.1016/j.cpr.2020.101825

Lussier, J.P., Heil, S.H., Mongeon, J.A., Badger, G.J. & Higgings, S.T. (2006). A meta-analysis of voucher-based reinforcement therapy for substance use disorders. *Addiction, 101,* 192–203. https://doi.org/10.1111/j.1360-0443.2006.01311.x

Lutz, R. (2021). Genusstherapie. In M. Linden & M. Hautzinger (Hrsg.), *Verhaltenstherapie Manual* (9. Auflage, S. 341–344). Heidelberg: Springer.

Maercker, A. & Machmutow, K. (2018). Operante Verfahren. In S. Schneider & J. Margraf (Hrsg.), *Lehrbuch der Verhaltenstherapie* (Band 1, S. 569–578). Heidelberg: Springer.

Mahoney, M.J. (1974). *Cognition and behavior modification*. Cambridge: Ballinger.

Martin, A. & Schmidt, J. (2023). *Biofeedback und Neurofeedback*. Göttingen: Hogrefe. https://doi.org/10.1026/02229-000

Miltner, W.H., Bauder, H., Sommer, M., Dettmers, C. & Taub, E. (1999). Effects of constraint-induced movement therapy on patients with chronic motor deficits after stroke: A replication. *Stroke, 30,* 586–592. https://doi.org/10.1161/01.STR.30.3.586

Müller, A., Wölfling, K. & Müller, K.W. (2018). *Verhaltenssüchte – Pathologisches Kaufen, Spielsucht und Internetsucht*. Göttingen: Hogrefe. https://doi.org/10.1026/02427-000

Munsch, S. & Hilbert, A. (2015). *Übergewicht und Adipositas*. Göttingen: Hogrefe. https://doi.org/10.1026/02566-000

Neininger, B., Pulvermüller, F., Elbert, T., Rockstroh, B. & Mohr, B. (2004). Massed practice, constraints on verbal communication and behavioral relevance as principles of neuropsychological rehabilitation and their implementation in the therapy of patients with chronic aphasia. *Zeitschrift für Neuropsychologie, 15,* 219–232.

O'Doherty, J., Dayan, P., Schultz, J., Deichmann, R., Friston, K. & Dolan, R.J. (2004). Dissociable roles of ventral and dorsal striatum in instrumental conditioning. *Science, 304,* 452–454. https://doi.org/10.1126/science.1094285

Ortega, J.V. (2004). Functional analysis and treatment in a case with several behavioural disturbances diagnosed as borderline personality disorder. *International Journal of Clinical and Health Psychology, 4,* 207–232.

Paul, G. & Lentz, R. (1977). *Pychosocial treatment of chronic mental patients: Milieu vs. social learning program*. Cambridge: Harvard University Press.

Petermann, F. & Petermann, U. (2012). *Training mit aggressiven Kindern* (13. Auflage). Weinheim: Beltz.

Petry, N.M., Alessi, S.M., Hanson, T. & Sierra, S. (2007). Randomized trial of contingent prizes versus vouchers in cocaine-using methadone patients. *Journal of Consulting and Clinical Psychology, 75,* 983–991. https://doi.org/10.1037/0022-006X.75.6.983

Pinneau, S.R. & Milton, A. (1958). The ecological veracity of the self-report. *The Journal of Genetic Psychology, 93,* 249–276. https://doi.org/10.1080/00221325.1958.10532423

Premack, D. (1962). Reversibility of the reinforcement relation. *Science, 136,* 255–257. https://doi.org/10.1126/science.136.3512.255

Preston, K.L., Umbricht, A., Wong, C.J. & Epstein, D.H. (2001). Shaping cocaine abstinence by successive approximation. *Journal of Consulting and Clinical Psychology, 69,* 643–654. https://doi.org/10.1037/0022-006X.69.4.643

Roder, V., Zorn, P., Andres, K. & Brenner, H.D. (2002). *Praxishandbuch zur verhaltenstherapeutischen Behandlung schizophren Erkrankter*. Bern: Huber.

Roth, G. & Strüber, N. (2017). *Wie das Gehirn die Seele macht*. Stuttgart: Klett-Cotta.

Salemink, E., de Jong, S.R.C., Notebaert, L., MacLeod, C. & van Bockstaele, B. (2022). Gamification of cognitive bias modification for interpretations in anxiety increases training engagement and enjoyment. *Journal of Behavior Therapy and Experimental Psychiatry, 76,* 101727. https://doi.org/10.1016/j.jbtep.2022.101727

Schmahl, C. & Stiglmayr, C. (2020). *Selbstverletzung*. Göttingen: Hogrefe. https://doi.org/10.1026/02751-000

Schneider, S. & Margraf, J. (2017). *Agoraphobie und Panikstörung* (2. Auflage). Göttingen: Hogrefe. https://doi.org/10.1026/02513-000

Schramm, E., Brakemeier, E.L. & Hautzinger, M. (in Vorb.). *Chronische und schwer zu behandelnde Depressionen* (2., überarb. Auflage). Göttingen: Hogrefe.

Schwitzgebel, R.K. & Kolb, D.A. (1974). *Systematische Verhaltensänderung. Theorie, Prinzipien und Methoden*. Stuttgart: Klett-Cotta.

Silverstein, S.M., Menditto, A.A. & Stuve, P. (2001). Shaping attention span: An operant conditioning procedure to improve neurocognition and functioning in schizophrenia. *Schizophrenia Bulletine, 27,* 247–257. https://doi.org/10.1093/oxfordjournals.schbul.a006871

Skinner, B.F. (1938). *The behavior of organisms. An experimental analysis*. New York: Appleton-Century-Crofts.

Skinner, B.F. (1948). *Walden Two*. Indianapolis: Hackett.

Skinner, B.F. (1963). Operant behavior. *American Psychologist, 18,* 503–515. https://doi.org/10.1037/h0045185

Skinner, B.F. (1988). The operant side of behavior therapy. *Journal of Behavior Therapy and Experimental Psychiatry, 19,* 171–179. https://doi.org/10.1016/0005-7916(88)90038-9

Spada, H., Rummel, N. & Ernst, A. (2018). Lernen. In H. Spada & A. Kiesel (Hrsg.), *Lehrbuch Allgemeine Psychologie* (S. 335–422). Göttingen: Hogrefe.

Staats, A.W. & Staats, C.K. (1964). *Complex human behavior*. New York: Holt.

Staddon, J.E.R. & Cerutti, D.T. (2003). Operant conditioning. *Annual Review of Psychology, 54,* 115–144. https://doi.org/10.1146/annurev.psych.54.101601.145124

Stangier, U., Clark, D., Ginzburg, D.M. & Ehlers, A. (2016). *Soziale Angststörung* (2. Auflage). Göttingen: Hogrefe. https://doi.org/10.1026/02719-000

Stieglitz, R.D., Nyberg, E. & Hofecker-Fallahpour, M. (2012). *ADHS im Erwachsenenalter*. Göttingen: Hogrefe.

Stenzel, N.A. & deVeer, A.M. (2021). *Aufbau und Förderung sozialer Kompetenz*. Göttingen: Hogrefe. https://doi.org/10.1026/02933-000

Svaldi, J. & Tuschen-Caffier, B. (2018). *Bulimia nervosa*. Göttingen: Hogrefe.

Taub, E., Miller, N. E., Novack, T. A., Cook, E. W., Fleming, W. C., Nepomuceno, C. S. et al. (1993). Technique to improve chronic motor deficit after stroke. *Archives of Physical Medicine and Rehabilitation, 74,* 347–354.

Thieme, K., Gromnica-Ihle, E. & Flor, H. (2003). Operant behavioral treatment of Fibromyalgia: A controlled study. *Arthritis Care and Research, 49,* 314–320. https://doi.org/10.1002/art.11124

Tuschen-Caffier, B. & Hilbert, A. (2016). *Binge-Eating-Störung.* Göttingen: Hogrefe. https://doi.org/10.1026/02058-000

Ubben, B. (2017). *Problemanalyse und Therapieplanung.* Göttingen: Hogrefe. https://doi.org/10.1026/02823-000

Watzl, H. & Cohen, R. (1998). Schizophrenie: Intervention. In U. Baumann & M. Perrez (Hrsg.), *Lehrbuch Klinische Psychologie – Psychotherapie* (S. 837–852). Göttingen: Hogrefe.

Wechsler, T. & Mühlberger, A. (in Vorb.). *Virtuelle Realität in der Psychotherapie.* Göttingen: Hogrefe.

Velten, J. & Özdemir, U. C. (2023). *Sexuelle Funktionsstörungen bei Männern.* Göttingen: Hogrefe. https://doi.org/10.1026/02911-000

7 Kompetenzziele und Lernkontrollfragen

Kompetenzziele

Ziel dieses Buchs ist es, die Leser:innen mit den Grundlagen und Anwendungsbereichen operanter Interventionen vertraut zu machen. Vor allem geht es um die Anwendung operanter Prinzipien bei unterschiedlichen psychischen Problemen. Am Ende sollen die Leser:innen den Nutzen, die Effektivität und die Indikation operanter Verfahren beurteilen können. Entsprechend lassen sich verschiedene Kompetenzziele formulieren, die mit dem Durcharbeiten dieses Buches erreicht werden:

1. Kenntnisse der instrumentellen und operanten Lerntheorien mit den relevanten Begrifflichkeiten,
2. Wissen über diagnostische Methoden und über die funktionale Verhaltensanalyse zur Erfassung operanter Mechanismen,
3. Diskussion und Kenntnisse zur Indikation operanter Interventionen,
4. Kenntnisse der Methoden und Interventionen unter Anwendung der positiven und negativen Verstärkung,
5. Kenntnisse der Methoden und Interventionen unter Anwendung von Bestrafung bzw. Verstärkerentzug,
6. Wissen über Möglichkeiten der Anwendung operanter Methoden bei unterschiedlichsten Problembereichen und Interventionszielen,
7. Kenntnisse historischer und aktueller Beispiele zur Illustration operanter Interventionen,
8. Kenntnisse über empirische Evidenzen der operanten Interventionen.

Lernkontrollfragen

1. Was besagt das „law of effect"?
   a. Nur zielgerichtetes Verhalten unterliegt dem Lernen mittels Konsequenzen.
   b. Verhalten, das bei einer anderen Person beobachtet wird, führt zu Imitation.
   c. Verhalten mit befriedigenden Konsequenzen wird wiederholt, Verhalten mit unangenehmen Konsequenzen wird reduziert.
   d. Nur Bestrafung hat dauerhafte Wirkung auf Verhalten.

2. Grundelemente des operanten Lernens sind:
   a. Motivation, Aktivierung, Emotion.
   b. Signal, Reaktion, Konsequenz.
   c. Verstärkungspläne, Kontingenzen.
   d. Keines davon, allein biologische Einflüsse.

3. Welche Besonderheiten lassen sich für den operanten Lernprozess definieren?
   a. S-S-Verbindungen sind entscheidend.
   b. One-Trial Learning ist häufig.
   c. Kognitive Prozesse nehmen entscheidenden Einfluss.
   d. Generalisierung, Extinktion, Erholung.

4. Was versteht man unter negativer Verstärkung?
   a. Bestrafung, aversive Konsequenzen.
   b. Time out.
   c. Entfernung, Nachlassen von negativen Konsequenzen.
   d. Response Cost.

5. Welche Verstärkerpläne sind besonders löschungsresistent?
   a. Kontinuierliche Verstärkung.
   b. Feste Verstärkungspläne.
   c. Intervallverstärkung.
   d. Variable, intermittierende Verstärkung.

6. Was versteht man unter „extinction burst"?
   a. Verhaltenssteigerung bei Extinktion (Kontrasteffekt).
   b. Variante von indirekter Bestrafung.
   c. Plötzliches Aufgeben, Ausbleiben von Verhalten (Elimination).
   d. Emotionale Reaktion im Lernprozess (Resistance).

7. Was ist das „Premack-Prinzip"? Wo lässt es sich anwenden?
   a. Es beschreibt einen häufigen Messfehler in der Verhaltensanalyse (Diagnostik).
   b. Es handelt sich um das Prinzip des Verhaltensabbaus durch C– (z. B. bei Suchtproblemen).
   c. Verhalten kann durch anderes Verhalten verstärkt werden (R wird zu C; z. B. bei Depressionen).
   d. Es geht um die Beeinflussung von S (S wird zu C; z. B. bei Essstörungen).

8. Was sind typische Interventionselemente operanter Verfahren zum Verhaltensaufbau?
   a. Extinction, Punishment.
   b. Socratic Interviewing.
   c. Modelling, Repetition.
   d. Shaping, Prompting.

9. Zentrale diagnostische Methoden bei operanten Verfahren sind:
   a. Fragebögen und Selbstauskunft.
   b. Verhaltensbeobachtung.
   c. Interviews und Fremdauskunft.
   d. Computergestützte Verfahren und Virtuelle Realität.
10. Welche operanten Interventionen erweisen sich bei Suchtproblemen als erfolgreich?
   a. Token Economy, Voucher (sekundäre Verstärker).
   b. Time out.
   c. Primäre Verstärker.
   d. Stimuluskontrolle.

Beantworten Sie die hier abgedruckten Lernkontrollfragen in unserem Continuing Education Portal und sammeln Sie einfach und bequem Fortbildungspunkte der Kategorie D für Fachkräfte im Bereich Psychotherapie (CE). Der Zugang zu zertifizierten Online-Fortbildungen steht Ihnen rund um die Uhr zur Verfügung. Mehr Informationen zu diesem kostenpflichtigen Service finden Sie unter: ce.hogrefe.com

8 Anhang

Schema zur Selbstbeobachtung

Tragen Sie in der Spalte „Verhalten“ diejenigen Verhaltensweisen ein, die Sie beobachten möchten (z.B. etwas Süßes essen, E-Mails abrufen), und notieren Sie dann für jeden Tag, wie oft das Verhalten auftritt und für wie lange (Dauer in Minuten).

Verhalten	Tag 1	Tag 2	Tag 3	Tag 4	Tag 5	Tag 6	Tag 7

Protokoll zur Verhaltensanalyse	
S Stimulus, förderliche/ hemmende Reizbedingungen	
O Organismus, überdauernde Merkmale	
R Verhalten • motorisch • emotional • kognitiv • vegetativ • interaktionell	
C Konsequenzen positiv, negativ, primär, sekundär	
K Verstärkerpläne, Kontingenz-verhältnis	

Liste angenehmer, verstärkender Tätigkeiten **1/3**

- Für einen guten Zweck spenden
- Zu einem Pop-Konzert gehen
- Ausflüge oder Urlaubsfahrten planen
- Am Strand sein
- Kletterfahrten oder Bergtouren machen
- Golf oder Minigolf spielen
- Zu einer Sportveranstaltung gehen
- Romane, Theaterstücke, Gedichte lesen
- Auto fahren
- Segeln, Motorboot oder Kanu fahren
- Möbel restaurieren, aufarbeiten
- Zelten
- An technischen Dingen arbeiten
- Puzzle, Kreuzworträtsel usw. lösen
- Tennis spielen
- Holz- oder Schreinerarbeiten ausführen
- Romane, Theaterstücke, Gedichte schreiben
- In einem Chor singen
- Zu einer Party gehen
- Zu kirchlichen Veranstaltungen gehen
- Zu gemeinnützige, sozialen Vereinen gehen
- Einen Luxus- oder Sportwagen fahren
- Schauspielerisch tätig sein
- Lebensmittel einmachen, einfrieren
- Billard spielen
- Brettspiel spielen
- Make-up auflegen (lassen)
- Etwas entwerfen oder zeichnen
- Leute besuchen, die krank, inhaftiert sind
- Garten-, Landschafts-, Hofarbeit verrichten
- Tanzen
- Motorrad fahren
- Friedhof besuchen
- Verabredungen treffen
- Besuch von Freund:innen bekommen
- An sportlichem Wettbewerb teilnehmen
- Zu Gerichtsverhandlungen gehen
- Himmel, Wolken oder Sturm beobachten
- Grillen (Barbecue)
- Fotografieren
- Dinge aus der Natur sammeln (z.B. Pilze)
- Eine Anschaffung oder Investition tätigen
- Jemand Neues kennenlernen
- Etwas für seine Gesundheit tun
- Ringen oder boxen
- Schießsport betreiben
- Museum oder Ausstellung besuchen
- Angeln gehen
- Jemandem Komplimente machen, loben
- Mit den Eltern zusammen sein
- Boccia spielen
- Ins Kino gehen
- Essen kochen
- Haare waschen
- Morgens (ganz) früh aufstehen

Liste angenehmer, verstärkender Tätigkeiten **2/3**

- Beten
- Meditation oder Yoga betreiben
- Zeitung lesen
- Tischtennis spielen
- Laufen, Jogging, Gymnastik betreiben
- Hausarbeit oder Wäsche erledigen
- Musik hören
- Stricken, Häkeln, Sticken, Näharbeiten
- Ins Kosmetikstudio gehen
- Mit jemandem zusammen sein, den man mag
- In eine Bibliothek gehen
- Ein neues, spezielles Gericht zubereiten
- Einkaufsbummel machen
- Feuer anzünden oder beobachten
- Radfahren
- Briefe, Karten, Mails schreiben
- Im Sand, Gras oder an einem Fluss spielen
- Mit Freund:innen Kaffee, Tee trinken
- Mit Kindern etwas unternehmen
- Zu Auktionen, Versteigerungen gehen
- An gemeinnützigen Projekten mitarbeiten
- Cartoons, Comic-Hefte anschauen (lesen)
- Alte Freund:innen wieder treffen
- Konzert, Opern-, Ballett-aufführung besuchen
- Ein Theaterstück besuchen
- Sauna (Wellness) besuchen
- Im Internet surfen
- Messe, Verkaufsausstellung besuchen
- Handy (Mobiltelefon) erklären lassen
- Im Netz chatten
- Eine Dichterlesung besuchen
- Reisen
- Rotwein, Weißwein, Bier trinken
- Sich über Sport unterhalten
- Squash spielen
- Für sich selbst Dinge einkaufen
- Sich künstlerisch betätigen
- Religiöse Schriften lesen
- Zimmer, Haus auf- oder umräumen
- Zu Rennveranstaltungen gehen
- Zu Vorträgen gehen
- Lied, Musikstück texten oder komponieren
- Eltern eine Freude bereiten
- Fernsehen
- Sich politisch betätigen
- Karten spielen
- Mit Freund:innen, Bekannten zusammen essen
- Eine Dusche nehmen
- Mit einem Flugzeug fliegen
- Sich mit Tieren beschäftigen
- Sich beruflich engagieren
- Eine Fremdsprache lernen/sprechen
- An einer Tagung teilnehmen
- Skilaufen
- Ein Musikinstrument spielen
- Mit Freund:innen zusammen sein
- Ein Bad nehmen
- Mit Enkelkindern zusammen sein
- In einen Zirkus gehen
- Haar richten, zum Friseur gehen

Liste angenehmer, verstärkender Tätigkeiten 3/3

- Bowlingspielen gehen
- Tiere beobachten
- Fachliteratur, Sachbuch lesen
- In der Sonne sitzen
- Einen Vergnügungspark besuchen
- Radio hören
- Flirten
- Snowboarden
- Geschenke machen
- Massiert werden
- Sich im Freien aufhalten
- Basketball oder Volleyball spielen
- Eine Rede oder einen Vortrag halten
- Jemandem helfen
- Sich um neue Arbeit bewerben
- Gut essen
- In der Stadt herum bummeln
- Wandern
- In einer Musikgruppe mitspielen
- Tagebuch schreiben
- In ein Fitness-Center gehen
- Über Leute nachdenken, die man mag
- Reiten
- Zu Klassen-, Alterstreffen gehen
- Allein sein
- Eine Party veranstalten
- Blume oder Pflanze sehen, riechen
- Freund:innen besuchen
- Jemanden massieren
- Arbeiten im Freien verrichten (Garten)
- An einer Selbsterfahrungsgruppe teilnehmen
- Schwimmen
- Barfuß laufen
- Dachboden entrümpeln, aufräumen
- Sex, sexuelle Befriedigung haben
- Schmusen
- Zeitschriften lesen
- Ausschlafen
- Fußball spielen
- Vögel beobachten
- Leute beobachten
- Gegenstände reparieren
- Partyspiele spielen
- Über Politik diskutieren
- Sich um Zimmerpflanzen kümmern
- Einen Spaziergang machen
- Abends lange aufbleiben
- Etwas ausleihen
- Wasserski laufen, surfen, tauchen
- An einer Gruppenreise teilnehmen
- Auf Flohmarkt stöbern
- Mit Haustieren spielen
- Wohnung renovieren
- Ausgiebig frühstücken (Brunch)
- Alte Fotos durchschauen
- YouTube schauen
- Computerspiele spielen
- Sich ein Buch vorlesen lassen (Hörbuch)
- Sich neue Medien erklären lassen
- Zoo besuchen
- Sonnenauf- oder -untergänge beobachten

Arbeitsblatt: Verhaltensaktivierung				
Aktivität	Wann, Wie, Wo, Was, Wer	Mögliche Hindernisse	Lösungen für Hindernisse	Ergebnis (Punkte, C+)